高级卫生专业技术资格考试用书
麻醉学模拟试卷（一）

主　编　周　峰
编　者　（按姓氏笔画排序）
孙丽娜　李　瑞　何　影
刘艳君　张　彤　张黎黎

中国协和医科大学出版社

模拟试卷（一）

一、单选题（以下每道考题有5个备选答案，请选择1个最佳答案）

1. 肾素-血管紧张素系统活动增强将导致（　）。
   A. 醛固酮减少
   B. 静脉回心血量减少
   C. 体循环平均充盈压降低
   D. 肾脏排钠量减少
   E. 交感神经末梢释放递质减少

2. 肺泡气最低有效浓度（MAC）与麻醉效能的关系为（　）。
   A. MAC 越小，麻醉效能越强
   B. MAC 越小，麻醉效能越弱
   C. MAC 与麻醉效能无明显关系
   D. MAC 与组织溶解度相关
   E. MAC 越大，麻醉效能越强

3. 肺气肿患者吸入麻醉时（　）。
   A. 加深快，苏醒快
   B. 加深快，苏醒慢
   C. 加深慢，苏醒快
   D. 加深、苏醒均慢
   E. 加深、苏醒无变化

4. 吸入全麻药用于老年人，以下哪种情况不可能出现（　）。
   A. 心排出量降低时麻醉药的肺泡浓度上升更迅速，麻醉加深速度更快
   B. 敏感性增加
   C. 循环抑制
   D. 血压下降
   E. 肺泡气最低有效浓度（MAC）升高

5. 剖宫产时，硬膜外麻醉优于全身麻醉的原因是（　）。
   A. 可完全避免产妇误吸
   B. 不易发生缺氧
   C. 保留交感神经兴奋性
   D. 对胎儿抑制最小
   E. 有利于手术尽早开始

6. 关于氟马西尼，叙述错误的是（　）。
   A. 是合成的特异性苯二氮䓬类（BDZ）拮抗药
   B. 静脉注射后立即生效，约1分钟产生最大效应
   C. 在已用 BDZ 的情况下，则拮抗其所有的效应
   D. 消除时间明显短于 BDZ 类
   E. 本身也有药理作用

7. 吸入麻醉药的 AD95 或 ED99 基本上均为（　）。
   A. 0.9MAC
   B. 1.0MAC
   C. 1.3MAC
   D. 1.5MAC
   E. 2.0MAC

8. 关于硬膜外麻醉致脊髓或神经根损伤的叙述，错误的是（　）。
   A. 神经根损伤时即有“触电”或痛感
   B. 脊髓损伤为剧痛，偶伴一过性意识障碍
   C. 神经根损伤以运动障碍为主
   D. 脊髓损伤的感觉障碍与穿刺点不在同一平面

E. 神经根损伤后感觉缺失仅限于1~2根脊神经支配的皮区，且与穿刺点棘突的平面一致

9. 下列哪种肌松药可通过胎盘（ ）。
A. 筒箭毒碱
B. 琥珀胆碱
C. 泮库溴铵
D. 加拉碘铵
E. 阿库氯铵

10. 下列药物中易出现快速麻醉耐药现象的是（ ）。
A. 丁卡因
B. 普鲁卡因
C. 利多卡因
D. 地卡因
E. 布比卡因

11. 全麻恢复期患者血压偏低最常见的原因是（ ）。
A. 心律失常
B. 血容量不足
C. 心肌功能受抑制
D. 外周阻力下降
E. 麻醉药的抑制作用

12. 椎管内麻醉时出现死亡的主要原因是（ ）。
A. 循环抑制
B. 神经反射
C. 呼吸抑制
D. 低血容量
E. 药物中毒

13. 关于肌间沟法臂丛阻滞，错误选项为（ ）。
A. 肥胖患者或不合作小儿较适用
B. 上臂、肩部阻滞完全
C. 易于掌握
D. 高位阻滞不引起气胸
E. 并发症相对较少

14. 呋塞米的不良反应包括（ ）。
A. 高血钾
B. 高血钙
C. 高血镁
D. 低血糖
E. 低氯碱血症

15. 使用强心苷治疗慢性心功能不全疗效较好的是哪种心脏病（ ）。
A. 甲状腺功能亢进性心脏病
B. 贫血性心脏病
C. 风湿性心脏病
D. 单纯二尖瓣狭窄性心脏病
E. 缩窄性心包炎

16. 局麻时患者出现面色苍白、心悸、气短、烦躁不安，首先考虑（ ）。
A. 局麻药中毒反应
B. 过敏反应
C. 肾上腺素反应
D. 高敏反应
E. 疼痛反应

17. 在脊麻时，以下哪项下降最大（ ）。
A. 左房压
B. 右房压
C. 心排血指数
D. 平均动脉压
E. 肺动脉压力

18. 当肾上腺盐皮质激素类（如醛固酮）缺少时，尿钠水平中度升高，这是由于（ ）。
A. 体内盐的贮存量短缺
B. 肾小管受损

C. 同时伴有肾外的盐丢失
D. 肾小管再吸收钠的能力降低
E. 肾小球滤过钠增多

19. 下列关于钙通道阻滞药的叙述哪项错误（ ）。
A. 普萘洛尔能降低钙通道阻滞药的清除
B. 普萘洛尔增加维拉帕米的心脏传导阻滞
C. 钙通道阻滞药增加强心苷的血药浓度
D. 钙通道阻滞药增加钾离子向细胞内移动
E. 增强肌松药的作用

20. 下列关于麻醉前用药的药理作用，叙述正确的是（ ）。
A. 催眠剂量巴比妥类药可产生遗忘和镇静作用
B. 哌替啶有时可出现呼吸“遗忘”现象
C. 吗啡不能直接抑制呼吸中枢
D. 地西泮可解除恐惧、引导睡眠和遗忘作用
E. 东莨菪碱不产生镇静和遗忘作用

21. 以下哪项是噻嗪类利尿药的药理作用（ ）。
A. 拮抗醛固酮作用
B. 主要作用于远曲小管
C. 选择性抑制近曲小管重吸收电解质
D. 轻度抑制碳酸酐酶作用
E. 迅速提高血浆渗透压

22. 剖宫产时，预防全麻诱导发生误吸的措施中错误的是（ ）。
A. 麻醉诱导前静注阿托品
B. 压迫环状软骨
C. 注射琥珀胆碱前应用小剂量罗库溴铵
D. 面罩加压下手控给氧3分钟，防止插管时缺氧
E. 插管成功后迅速给气管套囊充气

23. 大失血时，下列液体补充血容量效果最为明显的是（ ）。
A. 生理盐水
B. 5%葡萄糖
C. 乳酸钠林格液
D. 低分子右旋糖酐
E. 琥珀明胶

24. 1mg/kg 吗啡肌注对正常人循环功能的影响表现为（ ）。
A. 抑制心肌收缩力
B. 心脏指数明显降低
C. 各项血流动力学指标无明显影响
D. 外周血管明显扩张
E. 心排血量明显降低

25. 关于全麻药对脂质膜的作用，叙述正确的是（ ）。
A. 降低通透性，增加阳离子外流
B. 降低侧向压力
C. 膜膨胀，容积增加
D. 使脂肪酸排列紊乱减少
E. 减少膜流动性

26. 关于 CVP 颈内静脉置管的描述，最不恰当的是（ ）。
A. 多选右颈内静脉
B. 进路分别在胸锁乳突肌的前、中、后
C. 右颈内静脉与无名静脉和上腔静脉几成一直线
D. 颈内静脉位于胸锁乳突肌三角的中心位置
E. 中路的进针点选胸锁乳突肌三角的中心

27. 下列关于喉罩通气的处理，错误的是（ ）。
A. 使用前检查密封罩是否漏气
B. 置入喉罩后，不得做托下颌等操作
C. 自始至终使用牙垫以固定导管，并防止咬管
D. 尽量采用高压力通气，以保证足够通气量
E. 患者在指令下能张口，方可拔除喉罩

28. 妊娠期因呼吸道毛细血管扩张，鼻、咽喉、支气管黏膜充血，可使鼻通气不畅。妊娠末期舌体变大，口腔相对变小。气管内插管时最需要注意的问题是（ ）。
A. 准备好吸引器
B. 需要在气管导管上涂润滑剂
C. 经口插管暴露困难
D. 损伤牙齿
E. 气道梗死性窒息

29. 下列关于老年人的心脏改变，叙述正确的是（ ）。
A. 心室壁变厚
B. 传导系统中弹性纤维及胶原纤维减少
C. 心律失常发生率不随年龄变化
D. 心室顺应性增加
E. 心房颤动对心排血量的影响不明显

30. 蛛网膜下腔阻滞时局麻药直接作用于脊神经前后根和脊髓，以下错误的是（ ）。
A. 低浓度仅阻滞感觉神经纤维
B. 高浓度可同时阻滞运动和感觉神经纤维
C. 神经纤维的阻滞顺序为：温觉→痛觉→触觉→运动神经→压力感觉纤维→本体感觉纤维
D. 交感神经阻滞平面比感觉阻滞平面高 1~3 神经节段
E. 运动神经阻滞平面较感觉阻滞平面低 1~4 节段

31. 患者，男性，23 岁。体重 72kg。在全身麻醉下行右鼻息肉摘除术。为了减少鼻黏膜出血，局部注射 1% 利多卡因（含1/10 万肾上腺素）。该患者可注射的最大局麻药量为（ ）。
A. 45ml
B. 50ml
C. 55ml
D. 60ml
E. 65ml

32. 患者，男性，72 岁。在低位腰麻下行前列腺电切术，术中以 4% 甘露醇液冲洗膀胱。2 小时后患者诉呼吸困难，双肺底闻及湿啰音。最可能的诊断是（ ）。
A. 水中毒
B. 水中毒合并急性左心衰竭
C. 肺栓塞
D. 冠心病合并左心功能不全
E. 支气管哮喘发作

33. 患者，男性，62 岁。因“反复心前区疼痛 2 年，加重 3 个月”来诊。诊断为计算机辅助诊断（CAD）、三支病变，拟行非体外循环下冠状动脉旁路移植术（CABG）。该患者术前用药最好选择（ ）。
A. 地西泮、氟哌利多、阿托品
B. 地西泮、哌替啶、异丙嗪
C. 地西泮、吗啡、东莨菪碱
D. 地西泮、芬太尼、东莨菪碱
E. 地西泮、哌替啶、阿托品

34. 患者，女性，54 岁。62kg。拟喉罩通气全麻下行左眼眶肿瘤切除术。以下哪项术前检查对麻醉意义最大（ ）。
A. 查体温

B. 咽喉检查
C. 尿液分析
D. 脑电图检查
E. 血液流变学检查

35. 老年女性患者，72岁。拟行胆囊切除术。术前血压为150/98mmHg，HR 92次/分，诱导后吸入2%~3%异氟烷维持麻醉，术中分离胆囊时血压达182/105mmHg、HR 118次/分。造成血压升高的可能原因哪一项错误（ ）。
A. 高碳酸血症
B. 交感神经过度受抑制，迷走神经兴奋
C. 急性高血压危象
D. 膀胱胀满
E. 麻醉深度不足，疼痛刺激反应

二、多选题（以下每道考题有5个备选答案，每题至少有2个正确答案）

1. 参与心血管功能调节的中枢包括（ ）。
A. 脊髓
B. 中脑和下丘脑
C. 蓝斑核
D. 延髓
E. 大脑皮质

2. 术中体温下降的因素有（ ）。
A. 术野暴露面积大
B. 环境温度低于体温1℃以上
C. 术中输入大量库血
D. 手术刺激丘脑附近
E. 全身麻醉

3. 临床上可用于降低颅内压的方法是（ ）。
A. 利尿剂和限制液体
B. 局部低温
C. 过度通气
D. 减少脑脊液（CSF）的容量
E. 头低位

4. 一旦发生全脊麻，应立即（ ）。
A. 静注琥珀胆碱，气管插管控制呼吸
B. 静注硫喷妥钠保护大脑
C. 面罩给氧控制呼吸
D. 静注升压药维持血压
E. 快速输液维持有效血容量

5. 硬膜外麻醉时使用试验剂量的主要目的是（ ）。
A. 判断药物是否在硬膜外腔
B. 判断患者对局麻药的耐受情况
C. 判断是否误入血管
D. 判断硬膜外腔用药量
E. 判断是否过敏

6. 全麻下恶性高热可能与下列哪些药物有关（ ）。
A. 琥珀胆碱
B. 甲氧氟烷
C. 氟烷
D. 乙醚
E. 硫喷妥钠

7. 下列哪些情况属于下呼吸道梗阻（ ）。
A. 支气管痉挛
B. 气管及支气管内分泌物蓄积
C. 喉痉挛
D. 舌后坠
E. 气管导管堵塞

8. 围术期潜在的危险因素包括（ ）。
A. 合并症
B. 手术创伤和失血
C. 应激反应

D. 外科疾病本身

E. 麻醉方法及药物对患者生理功能的影响

9. 气管内麻醉的缺点有（ ）。

A. 功能残气量（FRC）升高

B. 减少呼吸道无效腔

C. 诱发支气管痉挛

D. 可能出现小气道闭塞

E. 呼吸道分泌物黏稠而不易吸引

10. 关于气管、支气管，叙述正确的是（ ）。

A. 左支气管较右支气管短、粗，与气管长轴的角度小

B. 受压 50～70cmH_2O 即可引起气管萎陷

C. 吸入麻醉药氟烷能促进黏膜纤毛运动

D. 气管于 T_5、T_6之间，分叉为左、右支气管

E. 副交感神经兴奋可以抑制黏膜腺体的分泌

11. 腰椎间盘突出症急性期静滴甘露醇的主要目的不包括（ ）。

A. 镇静

B. 促进突出物还纳

C. 促进炎症和水肿消退

D. 解除肌肉痉挛

E. 营养神经

12. 预防口腔颌面手术小儿气管插管所致的喉水肿，主要措施应包括下列哪些（ ）。

A. 术后常规雾化吸入

B. 牢固固定气管导管

C. 平稳的麻醉，抑制喉、气管及吞咽反射

D. 适量应用糖皮质激素

E. 选用管径合适的优质导管

13. 关于联合瓣膜疾病的处理，叙述错误的是（ ）。

A. 处理主动脉瓣狭窄及关闭不全时，应当降低体循环阻力以减小反流指数

B. 左房室瓣狭窄和主动脉瓣狭窄并存时，左房室瓣狭窄常会掩盖主动脉瓣狭窄的临床表现

C. 当左房室瓣狭窄和关闭不全联合出现时，增加前负荷同时应避免肺血管收缩

D. 狭窄病变常常比关闭不全病变更难处理

E. 左房室瓣关闭不全和主动脉瓣关闭不全会相伴发生

14. 肾移植术的麻醉药选择原则是（ ）。

A. 无肾毒性

B. 静脉麻醉药首先丙泊酚、芬太尼，也可选择硫喷妥钠

C. 药物的代谢和排泄不在肾或主要不依赖肾

D. 药物作用时间短

E. 局麻药可用利多卡因

15. 吸入麻醉药肺摄取的过程主要取决于（ ）。

A. 吸入麻醉药气体的血/气分配系数

B. 吸入麻醉药气体肺泡膜内外两侧的分压差

C. 心排血量

D. 肺泡通气量

E. 体重

16. 低温麻醉时全身各部位温度的下降能否迅速及均匀取决于（ ）。

A. 肾功能状态是否良好

B. 心脏排血功能是否良好

C. 末梢循环是否通畅

D. 神经系统反射是否正常

E. 红细胞比容是否增加

17. 关于白内障手术的麻醉哪些是正确的（ ）。

A. 术中防止低血压和眼内压的升高

B. 需全麻者应维持足够的麻醉深度

C. 术前要避免使用阿片类药物

D. 成人均采用局麻

E. 诱导要平稳

18. 对于肝功能不全患者的麻醉，术中管理尤为重要的是（ ）。

A. 最好选用非去极化肌松药

B. 充分供氧，防止二氧化碳蓄积

C. 加强护肝治疗

D. 尽量维持术中血流动力学稳定，避免低血压

E. 纠正电解质紊乱

19. 下列叙述正确的是（ ）。

A. 严重创伤易致血液高凝状态，应予适当血液稀释

B. 截瘫患者使用琥珀胆碱是安全的

C. 脂肪栓塞治疗的关键是防治低氧血症和维持循环稳定

D. 脊柱侧凸畸形可致胸廓发育障碍，导致阻塞性肺功能障碍

E. 手术部位高于右心房水平时，都有发生空气栓塞的危险

20. 患儿，4 岁。体重 15kg。因肠套叠呕吐 7 天入院。患儿呼吸深而快，40 次/分，血压 90/50mmHg，急诊手术，术中突发室颤，拟行胸外电除颤。下列措施正确的是（ ）。

A. 尽可能纠正酸中毒

B. 两电极板分别置于胸骨左右缘第 4 肋间

C. 首先保证呼吸通畅，保证供氧

D. 应在呼气末放电

E. 如心电图（EKG）为细颤应将其转为粗颤

三、案例分析题（每个案例至少有 3 个提问，每个提问有多个备选答案，其中正确答案有 1 个或几个）

（1~4 题共用题干）

患者，男性，43 岁。反复腰痛 5 年，6 个月前打篮球时扭伤腰部，受伤当时腰部不能活动，腰骶部、臀部剧痛，并且伴有向左股部后侧和小腿后外侧的放射痛，咳嗽、打喷嚏时疼痛加重，自觉左小腿后外侧和足底麻木，行走时左脚抬不起来。腰椎 CT 提示：$L_{4\sim5}$ 间盘向左后方突出，左侧硬膜囊明显受压变形，神经根淹没。

1. 根据目前资料，该患者最有可能的诊断是（ ）。

A. 急性腰扭伤

B. 腰椎间盘突出症

C. 强直性脊柱炎

D. 坐骨神经炎

E. 增生性脊柱炎

2. 患者还需接受的体格检查是（ ）。

A. 腰椎活动范围、步态，腰椎生理弯曲检查

B. 局部压痛、叩痛和放射痛检查

C. 直腿抬高、屈颈、仰卧挺腹试验等

D. 下肢感觉、肌力和腱反射

E. 以上都需要

3. 如果患者已经接受系统正规的保守疗法治疗，症状无缓解，下一步应该接受的治疗是（ ）。

A. 椎间盘切除、椎板减压和脊柱融合术

B. 椎间盘镜下椎间盘切除术或经皮椎间盘切吸术

C. 硬膜外腔消炎镇痛液注射

D. 电脑三维牵引

E. 胶原酶溶盘术、射频热凝术、臭氧注射或激光减压术

4. 如果患者已经接受系统正规的保守疗法治疗和硬膜外腔消炎镇痛液注射，症状无缓解，下一步应当接受的治疗是（ ）。

A. 椎间盘切除、椎板减压和脊柱融合术

B. 硬膜外腔消炎镇痛液注射

C. 电脑三维牵引

D. 椎间盘镜下椎间盘切除术或经皮椎间盘切吸术

E. 胶原酶溶盘术、射频热凝术、臭氧注射或激光减压术

（5~12 题共用题干）

患儿，男，13 岁。车祸致双下肢广泛撕脱伤，急送手术室。神志恍惚，血压 45/30mmHg，脉搏 160 次/分。无哮喘史，空腹。

5. 最重要的监测是（ ）。

A. 血压、心率

B. 血压、SpO_2

C. SpO_2、呼吸

D. 呼吸、ECG

E. 脉搏、SpO_2

6. 麻醉前用药最佳的是（ ）。

A. 阿托品肌注

B. 地西泮肌注

C. 吗啡肌注

D. 东莨菪碱诱导前静注

E. 苯巴比妥肌注

7. 最佳麻醉方法是（ ）。

A. 连续硬膜外阻滞

B. 蛛网膜下隙（又称蛛网膜下腔）阻滞

C. 氯胺酮肌注全麻

D. 气管插管全麻

E. 连续硬膜外阻滞加全麻

8. 全麻诱导以下哪种药物禁用（ ）。

A. 依托咪酯

B. 硫喷妥钠

C. 芬太尼

D. 氯胺酮

E. 羟丁酸钠

9. 气管导管按法制 F 标号，最应该准备（ ）。

A. 28、30、32

B. 24、26、28

C. 26、28、30

D. 22、24、26

E. 30、32、34

10. 按气管导管的内径（ID）标号，最宜准备的三根导管标号是（ ）。

A. 5.0、5.5、6.0

B. 5.5、6.0、6.5

C. 7.0、7.5、8.0

D. 6.0、6.5、7.0

E. 7.5、8.0、8.5

11. 插管后闻及双肺哮鸣音，以下哪项是最可能的诱导因素（ ）。

A. 气管导管扭曲

B. 导管插入过浅

C. 导管进入右支气管

D. 麻醉药过敏
E. 导管尖端触及气管隆突

12. 出现上述情况最先应该处理的是（ ）。
A. 给予氨茶碱
B. 给予地塞米松
C. 加深麻醉
D. 将气管导管外拔少许
E. 增大肌松药剂量

（13~15 题共用题干）

患者，男性，72 岁。因乙状结肠癌并发肠梗阻 4 天、体温 39℃，拟行急诊肠切除吻合术。既往有高血压病史 10 年，现血压 110/90mmHg。

13. 术前了解哪项病情对麻醉有意义（ ）。
A. 进食情况
B. 心脏功能
C. 呼吸状况
D. 既往史、手术史、麻醉史
E. 以上均是

14. 以下哪项检查最重要（ ）。
A. 血常规
B. 尿常规
C. 血糖
D. 电解质
E. 心电图

15. 最佳的麻醉方法是（ ）。
A. 硬膜外麻醉
B. 全麻加气管内插管
C. 硬膜外联合腰麻
D. 单纯静脉麻醉
E. 局部麻醉

（16~22 题共用题干）

患者，男性，47 岁，入院诊断为肝内外胆管结石，拟行肝内外胆管切开取石术，既往有胸闷、心前区不适 8 年。

16. 术前准备中哪项检查最为重要（ ）。
A. 血压
B. 血气分析
C. 肾功能
D. 心电图
E. 肝功能

17. 哪种麻醉方法最合适该患者（ ）。
A. 硬膜外联合腰麻
B. 硬膜外麻醉
C. 复合静脉麻醉
D. 气管内插管全麻
E. 针麻加肋间神经阻滞

18. 如果用静脉麻醉，不宜选用的静脉麻醉药是（ ）。
A. 氯胺酮
B. 丙泊酚
C. 依托咪酯
D. 硫喷妥钠
E. 咪达唑仑

19. 如果用吸入麻醉，不宜大量选用的吸入药是（ ）。
A. 氧化亚氮
B. 异氟烷
C. 恩氟烷
D. 氟烷
E. 七氟烷

20. 术中循环功能监测与管理最重要的指标为（ ）。
A. 血压
B. 心率
C. 收缩压×心率
D. 肺动脉楔压
E. 中心静脉压

21. 如果因牵拉胆道而出现血压降低、心率减慢，宜首选（　）。
A. 去氧肾上腺素
B. 肾上腺素
C. 去甲肾上腺素
D. 异丙肾上腺素
E. 麻黄碱

22. 术中机械通气的模式宜选用（　）。
A. 间歇正压通气
B. 过度通气
C. 低频通气
D. 高频通气
E. 间歇正压合并呼气末正压通气

（23~25 题共用题干）

初产妇，28 岁。正常妊娠，平素体健，无其他并发疾病。3 小时前破水，出现规律宫缩，宫口 2~3cm，宫缩时疼痛难以忍受，强烈要求镇痛分娩。

23. 该患者最适于接受哪种分娩镇痛（　）。
A. 间断肌注哌替啶镇痛
B. 硬膜外自控镇痛（PCA）
C. 连续蛛网膜下腔阻滞镇痛
D. 单次椎管内注药镇痛
E. 间断注射地西泮和吗啡镇痛

24. 如果患者因故不能采用椎管内注射镇痛分娩，患者目前最宜选择以下哪种方式进行分娩镇痛（　）。
A. 间断肌注哌替啶镇痛
B. 间断氧化亚氮吸入镇痛
C. 间断注射地西泮和吗啡镇痛
D. 采用静脉自控镇痛
E. 静注硫喷妥钠镇痛

25. 如果患者因故不能采用椎管内注射分娩镇痛，当地也没有氧化亚氮吸入装置，该患者可以选以下哪种方式进行分娩镇痛（　）。
A. 吸入异氟醚镇痛
B. 间断肌注吗啡镇痛
C. 吗啡静脉自控镇痛
D. 间断肌注哌替啶结合宫颈旁阻滞镇痛
E. 地西泮静脉自控镇痛

（26~28 题共用题干）

患者，女性，82 岁。因跌倒致髋臼和股骨颈骨折急诊入院，患者疼痛剧烈，拒绝任何搬动和检查，急请麻醉科会诊。

26. 下列处理哪些是正确的（　）。
A. 立即肌注哌替啶 1.5mg/kg，并迅速让家属送其去放射科进行相关检查
B. 立即开放静脉通路，在严密监测下静脉分次注射小剂量哌替啶，直至疼痛缓解，同时无显著呼吸抑制，然后在监测下进行相关检查
C. 静脉注射哌替啶的同时可合用非甾体类消炎镇痛药以增强镇痛效果，减少副作用
D. 因诊断尚未明确，故不能使用镇痛药
E. 立即行连续硬膜外麻醉，迅速控制疼痛
F. 立即肌注咪达唑仑 10mg，待患者入睡后再行检查

27. 对于该患者，下列哪些措施是错误的（　）。（提示：患者慢性支气管炎 40 余年，重度阻塞性通气功能障碍，心功能Ⅲ级，屏气试验 15 秒。1 年前安装冠状动脉支架，半年前安装颈内动脉支架，目前正在服用华法林。查体：患者神志

清，反应略为迟钝，听力减退。辅助检查：清蛋白28g/L，Hb 65g/L。家属及本人强烈要求尽快行全髋关节置换术。）

A. 积极进行抗感染、祛痰、平喘治疗，尽力改善呼吸功能

B. 咨询心血管病专科医师，评估暂停服用华法林的风险

C. 为避免硬膜外血肿的发生，手术当日应停用华法林

D. 立即在连续硬膜外麻醉下进行全髋关节置换术

E. 如果患者及家属强烈要求手术，不管麻醉手术风险有多大都应立即进行手术和麻醉

F. 纠正清蛋白至32g/L，Hb 90g/L以上，增加麻醉和手术的安全性

28. 关于麻醉选择和围术期处理，下列哪些正确（ ）。（提示：心血管专家认为可以在严密监测下暂停服用华法林，呼吸系统经治疗处于近期最佳状态，清蛋白和Hb均已纠正，华法林已停用5天，PT正常，INR 1.2。）

A. 患者麻醉方法首选硬膜外复合全身麻醉

B. PT正常，INR1.2，凝血功能正常范围，可以进行连续硬膜外麻醉

C. INR大于1.0，仍属连续硬膜外麻醉禁忌，如需在硬膜外麻醉下手术，仍需进一步准备

D. 术中使用“骨水泥”多数患者可出现急骤的血压升高，应注意采取降压措施

E. 如为清醒患者，术中突然发生剧烈干咳、呼吸困难、血压下降，提示可能发生肺栓塞

F. 因术后仍需长时间卧床，发生血栓的可能性较大，故围术期常规使用大剂量肝素抗凝

（29~32题共用题干）

患者，男性，32岁。因醉酒闹事被人砍伤多处，于午夜1点急诊入院行清创缝合术，术前曾大量进食，患者大量失血，昏迷，生命垂危，需紧急在全麻下行清创和探查术。

29. 以下处理中正确的是（ ）。

A. 粗大胃管减压引流后立刻手术

B. 8小时后让患者空腹再进行手术

C. 静脉使用抗酸药

D. 采用氯胺酮静脉麻醉，非气管插管保留患者自发呼吸

E. 快速输血、补液

F. 开放中心静脉通路和有创动脉压监测

30. 针对此患者，如何进行误吸预防（ ）。（提示：全麻诱导给氧去氮时发现大量食物从口中涌出，患者 SpO_2 进行性下降。）

A. 术前服用降低胃液酸度和容量的药物

B. 麻醉诱导面罩吸氧时，尽可能采用深而快的辅助呼吸

C. 采用快诱导气管插管技术，缩短气管插管时间

D. 由于琥珀胆碱作用快速而短暂，因此不增加胃内压

E. 如果患者清醒，可采用清醒插管

F. 全麻诱导和气管插管时采用环状软骨按压技术（Sellick 手法）

31. 当患者在麻醉诱导时出现呕吐和误吸，处理正确的是（ ）。

A. 尽快完成气管插管

B. 由于喉罩插入快速和操作简便，因

此喉罩的应用对误吸的预防优于气管插管
C. 迅速吸引清理呼吸道
D. 大剂量碳酸氢钠反复气管内冲洗，中和胃酸（气管插管后）
E. 正压通气，确保氧合
F. 大剂量氢化可的松静脉注射对误吸有确定的疗效
G. 虽然误吸物为普通食物，但长期大剂量抗生素的应用对预防感染有确定效果
H. 纤维支气管镜清除颗粒状误吸物

32. 下列说法哪些是错误的（　）。[提示：气管插管后经综合治疗和间歇正压通气（IPPV）+呼气末正压（PEEP）处理，SpO_2保持在98%~99%，手术顺利，术中生命体征尚平稳，术毕患者意识清醒，自主呼吸恢复，通气功能良好，拔除气管导管，送返病房。术后12小时，患者逐渐出现气急、呼吸困难，SpO_2进行性下降，面罩吸氧SpO_2仅为85%，听诊两肺遍布湿啰音及哮鸣音。]
A. 患者很可能是发生了Mendelson综合征
B. 应立即进行床边胸部X线摄片
C. 应该立即使用纳洛酮
D. 立即送ICU，按急性呼吸窘迫综合征（ARDS）救治
E. 患者一定发生术后左心衰竭
F. 患者很可能是麻醉性镇痛药的延迟性呼吸抑制

（33~36题共用题干）

患者，男性，78岁。因排尿困难5年余，加重1个月，不能排尿1天入院，诊断为前列腺增生，已急诊行局麻下膀胱造瘘术，拟择期行经尿道前列腺电切术（TURP）。患者患高血压病10余年，目前血压200/115mmHg左右，常年服用拜阿司匹林，1片/日。

33. 该患者如果进行手术，需要哪些术前准备（　）。
A. 无需进一步准备，可立即实施手术
B. 详细了解患者有无出血倾向，至少停用拜阿司匹林5日后再行麻醉和手术
C. 静脉使用强效降压药，数小时内将血压降至正常范围，然后立即实施麻醉和手术
D. 如PT和INR不正常应复查，待PT正常、INR<1.6才可实施椎管内麻醉
E. 由于高血压患者10余年，必须行冠状动脉造影后才能进行麻醉和手术
F. 逐步将血压降至160/110mmHg以下，并稳定数日后再行麻醉和手术

34. 以下叙述中，正确的是（　）。（提示：经治疗，血压控制在140/80mmHg左右，停用拜阿司匹林6天，查PT正常、INR 1.1，患者没有出血倾向，其他辅助检查基本正常。）
A. 术前夜睡前和术晨均应用镇静剂
B. 该患者术中无需有创监测
C. 术晨继续服用降压药
D. 因曾长期服用拜阿司匹林，故不能采用椎管内麻醉，应选择全身麻醉
E. 麻醉方法首选腰-硬联合麻醉
F. 腰麻时血压波动大，患者患高血压病多年，血压更易波动，应当严密监测，并随时调节

35. 该患者目前可能的诊断是（　）。（提示：患者在腰-硬联合麻醉下开始手术，手术实施不顺利，手术开始2小时之

后，患者血压逐渐降至 85/40mmHg，P 120 次/分，并诉呼吸困难、胸闷、腹胀，面罩吸氧下，SpO_2 逐渐降至 90%，听诊两肺底湿啰音。）

A. 全脊髓麻醉
B. 水中毒
C. 失血性休克
D. 局麻药中毒
E. 急性心肌梗死
F. 急性左心衰竭

36. 急查 Hb 55g/L，Na^+ 122mmol/L，K^+ 3.2mmol/L。对于该患者，正确的处理措施为（　）。

A. 强心利尿
B. 适量输血浆和红细胞
C. 测中心静脉压
D. 静脉注射咪达唑仑
E. 立即快速补充大量晶体液
F. 静脉注射高渗氯化钠
G. 静脉注射去甲肾上腺素
H. 静脉注射艾司洛尔
I. 正压通气辅助呼吸，必要时气管插管

（37~40 题共用题干）

患者，女性，42 岁。52kg。诊断为风湿性心脏病、二尖瓣狭窄，心功能Ⅲ级，拟进行二尖瓣置换术。血压 120/70mmHg，心电图示房颤，心室率 75 次/分。一直口服维持量地高辛。术前心脏超声检查发现二尖瓣口面积是 $1cm^2$，EF 38%。经必要的术前准备后，择期在全麻复合浅低温体外循环下行二尖瓣置换术。入手术室建立常规监测，轻度头低位下行右颈内静脉穿刺，穿刺刚完成患者诉胸闷，随即咳出多量泡沫样痰，血压 85/50mmHg，心电图示房颤，心室率 130 次/分，脉搏血氧饱和度 83%。

37. 对于该患者，此时应做的紧急处理是（　）。

A. 立即改头高位
B. 吸氧
C. 吗啡 5mg 静脉注射
D. 硝酸甘油 0.1μg/(kg·min) 静脉泵注
E. 紧急电复律
F. 静脉注射呋塞米
G. 静脉注射小剂量美托洛尔或艾司洛尔
H. 静脉注射小剂量新福林
I. 立即拔除颈内静脉置管

38. 经紧急处理后心室率降至 84 次/分，血压 115/68mmHg，患者情绪稳定，决定继续手术。为了确保手术麻醉安全，该患者围术期应做的必要监测是（　）。

A. 血气分析、电解质
B. 脉搏血氧饱和度
C. 动脉直接测压和中心静脉压
D. 呼气末二氧化碳分压（$PETCO_2$）
E. 肺功能
F. 心电图
G. 经 Swan–Ganz 导管监测左房压（LAP）
H. 心率变异性（HRV）
I. 丙氨酸氨基转移酶（ACT）、体温、尿量

39. 患者拟静脉诱导气管插管，中剂量芬太尼 20~30μg/kg 维持全麻。对于患者，正确的麻醉管理原则是（　）。

A. 由于左室充盈过度，需降低外周血管阻力
B. 避免心动过速
C. 防止心动过缓
D. 采用快诱导插管技术
E. 房颤伴快室率时，用洋地黄控制心率

F. 保持足够血容量，但要注意输注量及速度，以防肺水肿
G. 由于存在肺淤血和肺动脉高压，预防缺氧和肺血管收缩很重要

40. 以下措施有助于该患者维持心肌氧供需平衡是（　）。（提示：患者二尖瓣置换手术经过顺利，主动脉开放后出现室颤，经二次胸内除颤后恢复窦性心律，20 分钟后转为房颤心律，血压 85/50mmHg，心室率 128 次/分。）
A. 尽可能缩短并行循环时间
B. 维持满意的血压保证冠脉灌注压
C. 充分补液使左心室舒张末期足够充盈
D. 控制心室率低于 100 次/分
E. 维持低体温以降低机体耗氧量
F. 血液稀释以增加心肌和组织氧供
G. 应用药物或电复律恢复窦性心律
H. 增加动脉血中的氧含量
I. 应用正性肌力药维持适度的心肌收缩力

（41~45 题共用题干）

患者，男性，72 岁。45kg。拟行胃癌根治术。有 22 年的结核病史，吸烟史 30 余年，咳嗽、咳痰史 18 年。血常规、血生化、ECG 正常。体检示：BP 150/80mmHg，HR 90 次/分，SpO_2为 93%，呈桶状胸，两肺呼吸音低，少量湿啰音。

41. 根据患者目前的症状，最有可能合并的疾病为（　）。（提示：患者胸片示双肺纹理增多，肺透亮度增加；血气分析 PaO_2 63mmHg，$PaCO_2$ 50mmHg，肺功能示阻塞性为主的限制性通气功能障碍。）
A. 肺心病
B. 大叶性肺炎
C. 慢性支气管炎
D. 肺气肿
E. 支气管扩张
F. 支气管肺炎

42. 该患者改善肺功能的治疗计划包括（　）。（提示：根据肺功能及血气分析结果，术前宜对患者进行改善肺功能的治疗，以减少与术后肺部并发症相关的并发症及病死率。）
A. 排痰治疗
B. 屏气试验
C. 停止吸烟
D. 抗结核治疗
E. 呼吸功能锻炼
F. 控制感染

43. 关于本例麻醉，以下选项中处理中正确的是（　）。（提示：经过上述治疗，患者肺功能得到改善，择期于硬膜外复合全麻下手术，硬膜外于 $T_{9\sim10}$ 穿刺，经过顺利，注入试验量、阻滞平面出现后开始全麻诱导插管，经过顺利，呼吸机潮气量调为 500ml，频率 12 次/分，气道压力 20cmH_2O。术中各项生命体征平稳，$SpO_2$99%。）
A. 因复合全麻，可大剂量使用高浓度局麻药
B. 加强术中肌松监测
C. 尽量使用短效阿片类药
D. 监测呼气末 CO_2
E. 尽量使用东莨菪碱控制分泌物
F. 使用较大剂量苯二氮草类药

44. 此时应做的检查是（　）。（提示：术毕约 60 分钟后自主呼吸恢复 8~10 次/分，潮气量小，呼之不应，瞳孔等大，对光反射存在，血流动力学稳定。）
A. 肌松监测
B. 血气分析

C. 头颅 CT

D. 床边胸片

E. 12 导联心电图

F. 检测血糖

45. 在苏醒的过程中，SpO_2达不到正常的原因可能是（　）。（提示：经过 3 小时 30 分钟的缓慢苏醒，患者意识恢复，睁眼，抬臂，并定位准确，但 SpO_2均无法达到正常，面罩吸氧状态下 90% 左右，听诊右肺呼吸音低，床旁拍片示右下叶肺不张。）

A. 氧饱和度仪故障

B. 肌松未恢复

C. 有痰栓堵塞

D. 心力衰竭

E. 芬太尼用量过大导致呼吸抑制

F. 右下叶肺不张

参考答案

一、单选题

1. D	2. A	3. D	4. E	5. D	6. E	7. C	8. C	9. D	10. C
11. B	12. C	13. E	14. E	15. C	16. C	17. B	18. D	19. B	20. D
21. D	22. D	23. E	24. C	25. C	26. E	27. D	28. C	29. A	30. D
31. A	32. B	33. C	34. B	35. B					

二、多选题

1. BD	2. ACE	3. ABCD	4. ADE	5. AC
6. AC	7. ABE	8. ABCDE	9. CDE	10. BD
11. ABDE	12. ABCDE	13. ABE	14. ABCDE	15. ABC
16. BC	17. ABCDE	18. ABCDE	19. ACE	20. ACDE

三、案例分析题

1. B	2. E	3. C	4. E	5. A
6. D	7. D	8. B	9. A	10. D
11. E	12. D	13. C	14. D	15. B
16. D	17. D	18. A	19. B	20. C
21. E	22. A	23. B	24. B	25. D
26. BC	27. CDE	28. ABE	29. ACEF	30. ACEF
31. ACEH	32. CEF	33. BDF	34. ACEF	35. BCEF
36. ABCFI	37. ABCDF	38. ABCDFI	39. BCEFG	40. BDHI
41. ACD	42. ACEF	43. BCD	44. ABF	45. BCEF

高级卫生专业技术资格考试用书
麻醉学模拟试卷（二）

中国协和医科大学出版社

模拟试卷（二）

一、单选题（以下每道考题有5个备选答案，请选择1个最佳答案）

1. 硫喷妥钠与下列哪种药物混用不产生沉淀，且药效不减（　）。
   A. 氯胺酮
   B. 潘库溴铵
   C. 琥珀胆碱
   D. 加拉碘铵
   E. 吗啡

2. 下列巴比妥类药物中，哪种有选择性抗惊厥作用，且与镇痛作用无关（　）。
   A. 硫喷妥钠
   B. 硫烯丙巴比妥钠
   C. 苯巴比妥钠
   D. 戊巴比妥钠
   E. 丙烯硫喷妥钠

3. 关于肝胆的神经支配，叙述错误的为（　）。
   A. 胆管系统有右膈神经参与支配
   B. 胆管系统受交感和副交感神经支配
   C. 胆管系统仅受副交感神经支配
   D. 肝动脉和门静脉由交感神经支配
   E. 肝动脉和门静脉系统由交感和副交感神经支配

4. 关于吸入麻醉药，哪项叙述错误（　）。
   A. 麻醉药排出时肺泡浓度下降曲线与诱导时肺泡浓度上升曲线恰好相反
   B. 吸入麻醉药的半苏醒肺泡气浓度（MACawake）与最低肺泡有效浓度（MAC）比值是一致的
   C. 血液溶解度低的麻醉药苏醒慢
   D. 心排出量和肺泡通气量越大苏醒越慢
   E. 脂肪组织溶解度高的麻醉药苏醒慢

5. 下列关于门诊手术患者术前用药，叙述错误的是（　）。
   A. 成人可不用术前药
   B. 心率和收缩压的乘积（RPR）>12000者，可以给适量短效镇静药
   C. 麻醉前用药均以口服药为宜
   D. 对焦虑不安者，可以给麻醉性镇痛剂
   E. 阿托品不列为常规用药

6. 在应用压力传感器时，下述哪项意义不大（　）。
   A. 在检测时传感器需要与右心房高度一致
   B. 校零时传感器需与右心房高度一致
   C. 体位改变时重新校零
   D. 确保压力传导通路无气泡
   E. 当体位改变时只需相应调整传感器高度

7. 依托咪酯的静脉全麻诱导推荐剂量是（　）。
   A. 0.15mg/kg
   B. 0.2mg/kg
   C. 0.3mg/kg
   D. 0.4mg/kg
   E. 0.5mg/kg

8. 如果X线片示气管受压及软化，麻醉方式最好的选择是（　）。
   A. 硬膜外麻醉
   B. 针刺麻醉

C. 颈丛麻醉
D. 局部麻醉
E. 气管插管全麻

9. 关于中心静脉压的叙述正确的是（ ）。
A. 能直接反映患者的血容量
B. 能直接反映左心室功能
C. 能反映静脉回心血量是否充足
D. 测定时调整零点在上腔静脉水平
E. 以中心静脉压指导输液十分安全

10. 正常人直立时，棘突为水平位的椎体是（ ）。
A. 颈椎，全部胸椎和上 4 个腰椎
B. 颈椎，上 4 个胸椎和下 4 个腰椎
C. 颈椎，上 3 个胸椎和全部腰椎
D. 颈椎和腰椎
E. 前 2 个颈椎全部胸椎和下 4 个腰椎

11. 关于效价和效能的概念，叙述错误的是（ ）。
A. 效能是指药物所能引起的最大效应
B. 相同药理效应的药物，它们的效价和效能相同
C. 效价是指一定剂量的药物所引起的效应强度
D. 常以标准品和被检品之间等效剂量的比值来说明效价
E. 效价和效能是两个不同概念

12. 关于肥胖患者的机械通气，下列哪项错误（ ）。
A. 采用大潮气量人工通气
B. 不宜采用呼气末正压（PEEP）
C. 监测血氧饱和度及血气分析
D. 采用低潮气量人工通气
E. 头低位及俯卧位自主呼吸易出现低氧血症

13. 局麻药发生麻醉最佳效能的主要因素是（ ）。
A. 阴离子
B. 不带电荷的碱基和阳离子
C. 阳离子
D. 不带电荷的脂溶性碱基
E. 药物浓度

14. 药物首过效应是指（ ）。
A. 药物通过粪便排泄
B. 药物在肌肉受酶的作用发生变化
C. 药物通过尿道部分排泄
D. 药物通过胃肠道受消化液的影响
E. 药物通过肠黏膜和肝脏时产生生物转化、减少循环有效药量

15. 关于麻醉前禁食禁饮的叙述，错误的是（ ）。
A. 小儿禁食 4~8 小时，禁水 2~3 小时
B. 急症患者病情紧急时不能等待禁食，应立即手术
C. 在应激情况下胃排空加速
D. 饱胃患者必须立即手术时，应采取避免呕吐误吸的措施
E. 成人择期手术前禁食 12 小时、禁饮 4 小时

16. 下列关于特异性免疫的叙述，错误的是（ ）。
A. 免疫作用有针对性
B. 特异性免疫应答一般分为感应、应答和效应三个阶段
C. 细胞免疫的免疫应答无法通过血清传递
D. 外周血液中 T 淋巴细胞占淋巴细胞总数的 70%
E. T 淋巴细胞主要担负体液免疫

17. 关于麻醉药物对心血管的影响，叙述错误的是（ ）。
A. 笑气兴奋交感神经不会抑制心脏
B. 迅速增加地氟烷的吸入浓度会引起明显的低血压和心率减慢
C. 氟化类吸入麻醉药抑制了低氧造成的肺血管收缩
D. 氟化类吸入麻醉药对心肌的缺血再灌注损伤有保护作用
E. 氟化类吸入麻醉药降低肺动脉压

18. 下列 β 受体阻断剂中，膜稳定性最强的是（ ）。
A. 乌拉地尔
B. 普萘洛尔
C. 艾司洛尔
D. 拉贝洛尔
E. 美托洛尔

19. 关于患者术前状况，以下叙述正确的是（ ）。
A. 体温上升常表示体内存在炎症，麻醉用药量需加大
B. 基础代谢率可以明显影响麻醉药用量和麻醉耐受性
C. 不足 3 个月的婴儿，术前 Hb 超过 80g/L
D. 超过标准体重 10% 以上者，麻醉剂量比一般人小
E. 尿蛋白阳性提示泌尿系统存在炎症

20. 关于酰胺类局麻药，叙述正确的是（ ）。
A. 中间链为羟基
B. 亲酯基为苯甲胺
C. 在肝内被胆碱酯酶分解
D. 能形成半抗原，引起变态反应
E. 此类药有利多卡因、布比卡因

21. 下列局麻药物中，作用时效最长的是（ ）。
A. 普鲁卡因
B. 氯普鲁卡因
C. 利多卡因
D. 罗比卡因
E. 丙胺卡因

22. 局麻药物中毒致抽搐或惊厥的治疗，下列选项中错误的是（ ）。
A. 立即停止使用局麻药
B. 立即静注苯妥英钠
C. 立即静注硫喷妥钠
D. 各种支持疗法维持呼吸与循环
E. 用肌肉松弛剂，同时做气管插管行人工呼吸

23. 如果在硬膜外注射试验量后，患者立刻主诉头昏、头痛、心悸。最可能的诊断是（ ）。
A. 局麻药过敏反应
B. 局麻药中毒反应
C. 局麻药高敏反应
D. 空气栓塞反应
E. 局麻药误入血管

24. 关于产科麻醉，下列叙述错误的是（ ）。
A. 氯丙嗪可用于先兆子痫和子痫的患者
B. 咪达唑仑的效力为地西泮的 1.5~2 倍，其透过胎盘量比地西泮多
C. 剖宫产全麻诱导如果不宜用硫喷妥钠时，可考虑用咪达唑仑
D. 巴比妥类在胎盘的移行中受酸度系数（pKa）的影响比脂溶性因素更大
E. 地西泮可诱发新生儿胆红素脑病

25. 麻醉机安全装置不包括（ ）。
A. 压缩气筒颜色标志
B. 压力调节装置
C. 低氧压自动切断装置
D. 轴针指数安全系统（PISS）和阻拦活瓣
E. 各种压力、容量、浓度报警装置

26. 以下创伤患者麻醉避免误吸的方法中，最安全的是（ ）。
A. 推迟麻醉，使进食时间达 6 小时以上
B. 置胃管吸引
C. 插管时压迫环状软骨
D. 充分表面麻醉后清醒气管插管
E. 诱发呕吐

27. 高血压患者的术前准备，正确的是（ ）。
A. 舒张压持续超过 100mmHg，必须给抗高血压药治疗
B. 舒张压超过 110mmHg，抗高血压药治疗必须延续到手术日晨
C. 高血压并存心肌缺血者，择期手术应列为禁忌
D. 长期用抗高血压药治疗，如血压稳定，术前 3 天可以停药
E. 单纯慢性高血压患者，对麻醉的耐受力较差

28. 关于臂丛神经阻滞，下列叙述错误的是（ ）。
A. 腋路法无误入蛛网膜下隙和硬膜外间隙的可能
B. 肌间沟法尺神经阻滞起效快
C. 锁骨上法气胸发生率较高
D. 肌间沟法适用于上臂及肩部手术
E. 腋路法局麻药毒性反应发生率较高

29. 下列关于蛛网膜下腔阻滞后神经系统并发症的叙述中，错误的是（ ）。
A. 可累及脑神经
B. 假性脑脊膜炎无需应用抗生素
C. 可出现假性脑脊膜炎
D. 可发生马尾神经综合征
E. 可发生粘连性蛛网膜炎

30. 患者，男性，82 岁。有心肌梗死病史，心功能Ⅳ级。因胃穿孔拟在全麻行胃穿孔修补术，最适宜的麻醉诱导药是（ ）。
A. 硫喷妥钠
B. 羟丁酸钠
C. 氯胺酮
D. 依托咪酯
E. 以上都不是

31. 患儿，2 岁。右颈胸肿物 1 个月余，诊断为右中纵隔、右颈淋巴管肿物，择期行肿物切除术。以下麻醉医师术前准备中，不适宜的是（ ）。
A. 了解配血情况
B. 术前肌注阿托品
C. 术前 2 小时禁食
D. 访视患儿，与家长交代麻醉情况
E. 备皮

32. 患者，男性，22 岁。货车撞伤 10 分钟入院。呼吸 10 次/分，心电图显示心率 30 次/分，血压测不出，大动脉搏动消失；双瞳孔不等大（左直径 5mm，右直径 4mm）对光反射迟钝，右耳道血迹。腹部稍膨隆，软，移动性浊音阴性，右小腿成角畸形。血常规：Hb 92g/L，WBC 12×10^9/L，PLT 137×10^9/L。此时应采取的治疗措施依次应为（ ）。
A. 气管插管呼吸机支持→颈托→甘露醇→胸外心脏按压→肾上腺素→输血、输液

B. 颈托→肾上腺素→气管插管呼吸机支持→胸外心脏按压→输血、输液→甘露醇

C. 气管插管呼吸机支持→胸外心脏按压→肾上腺素→颈托→甘露醇→输血、输液

D. 颈托→气管插管呼吸机支持→胸外心脏按压→肾上腺素→输血、输液→甘露醇

E. 输血、输液→肾上腺素→颈托→气管插管呼吸机支持→胸外心脏按压→甘露醇

33. 患者，女性，59 岁。胰腺癌术后复发，上腹部和背部疼痛，肋间神经阻滞后疼痛无法缓解。患者对阿片类药物极为敏感，副作用极大，不能耐受。下列选项中，该患者首选镇痛方法是（　）。

A. 硬膜外自控镇痛

B. 腹腔神经丛酒精阻滞

C. 大剂量非甾体抗炎镇痛剂

D. 放射治疗

E. 蛛网膜下腔无水乙醇注射神经毁损治疗

34. 一位患有多年高血压病的男性老年患者被人发现神志不清，送入急诊。检查发现右侧瞳孔变大，中度昏迷，呼吸深长，频率 5 次/分，指脉搏氧饱和度 82%。对于这位患者的气道应当采取的方法是（　）。

A. 给予鼻导管吸氧

B. 立即气管插管

C. 给予面罩吸氧

D. 给予口咽通气管

E. 给予鼻咽通气管

35. 患者，女性，64 岁。因“剧烈头痛，伴恶心、呕吐 4 天”入院。既往高血压、冠心病病史 5 年。查体：BP 145/90mmHg，P 96 次/分。颅脑 CT 检查：蛛网膜下腔出血。经脑血管造影：右侧大脑中动脉动脉瘤。拟行动脉瘤夹闭术。麻醉诱导时不宜选用的肌肉松弛剂是（　）。

A. 阿曲库铵

B. 泮库溴铵

C. 琥珀胆碱

D. 罗库溴铵

E. 维库溴铵

二、多选题（以下每道考题有 5 个备选答案，每题至少有 2 个正确答案）

1. 关于过度通气，错误的是（　）。

A. 降低脑血流，延缓脑内麻醉药浓度上升

B. 加快血液麻醉药浓度上升

C. 加快肺泡麻醉药浓度上升

D. 致肺血管收缩，肺摄取麻醉药减少

E. 致心排出量增加，使肺摄取麻醉药增多

2. 关于糖皮质激素的作用，叙述不正确的是（　）。

A. 维护毛细血管的通透性正常

B. 促进糖原分解

C. 促进四肢脂肪合成

D. 促进蛋白质合成

E. 增强机体对有害刺激的抵抗力

3. 下列哪些药物常用于预防术中麻醉知晓（　）。

A. 异氟烷

B. 一氧化氮

C. 咪达唑仑

D. 芬太尼

E. 依托咪酯

4. 影响硬膜外麻醉平面的因素包括（ ）。

A. 导管方向
B. 药物的血管扩张作用
C. 患者情况
D. 穿刺间隙
E. 药物容积、浓度

5. 对于肾功能不全的患者，可以选用哪些非去极化肌松剂（ ）。

A. 筒箭毒箭
B. 琥珀酰胆碱
C. 维库溴铵
D. 阿曲库铵
E. 阿库氯铵

6. 关于呼吸功能不全患者的术前准备，下列措施正确的是（ ）。

A. 痰液黏稠的患者给予蒸汽吸入
B. 麻醉前用药，给予足量的阿托品，以减少气管的分泌
C. 停止吸烟 1~2 周
D. 经常咳脓痰的患者，术前给予抗生素
E. 有哮喘发作者，可给予糖皮质激素

7. 颅内肿瘤麻醉时应当考虑的问题是（ ）。

A. 术前有颅内高压
B. 长期卧床、瘫痪、厌食而致体弱、营养不良
C. 麻醉不当可致急性脑肿胀
D. 电解质不平衡
E. 病灶部位顺应性降低

8. 二尖瓣狭窄患者手术麻醉管理原则包括（ ）。

A. 术后呼吸辅助
B. 用洋地黄控制心率
C. 防止心动过速
D. 防止心动过缓
E. 常规应用正性肌力药物

9. 强心苷禁用于下列哪些情况（ ）。

A. 充血性心力衰竭
B. 阵发性室上性心动过速
C. 房室传导阻滞
D. 肥厚性阻塞性心肌病
E. 急性肺水肿

10. 关于二尖瓣患者的麻醉处理，正确的是（ ）。

A. 麻醉前充分镇静，给予阿托品维持较快心率及心排出量
B. 应用吸入麻醉剂麻醉诱导及维持较佳
C. 转流后须应用心血管药物支持循环
D. 气管插管及锯胸骨前给予麻醉性镇痛剂有助于稳定循环
E. 麻醉过浅或输液过快易引起间质肺水肿

11. 关于手术后镇痛，叙述正确的是（ ）。

A. 无不良反应发生
B. 有利于患者深呼吸和咳嗽
C. 可减轻患者术后疼痛
D. 可减少心肌作功和耗氧量
E. 可减轻手术创伤所致的应激反应

12. 术中异常出血的因素中，与麻醉有关的是（ ）。

A. 缺氧
B. 动静脉压升高
C. 肌松药
D. 干扰凝血过程
E. 使末梢血管扩张

13. 麻醉恢复期通气不足较常见的原因是（ ）。

A. 麻醉药残余作用

B. 呼吸道梗阻
C. 呼吸中枢损伤
D. 误吸
E. 肌松药残余作用

14. 麻醉期间新生儿和婴幼儿易发生体温降低的原因包括（　）。
A. 体表脂肪绝缘性较差
B. 体表面积相对较大
C. 麻醉药物的中枢和外周作用
D. 代谢率低，产热较少，散热较多
E. 体温调节中枢发育尚未完善

15. 去极化阻滞的特点包括（　）。
A. 强直刺激肌张力无衰减
B. 有肌纤维成束收缩
C. 无强直刺激后易化
D. 为非去极化肌松药拮抗
E. 可为抗胆碱酯酶药逆转

16. 泌尿外科手术可以选用全麻的是（　）。
A. 肾切除术
B. 睾丸手术
C. 手术时间很长者
D. TUR–P 手术
E. 腹腔镜手术

17. 下列选项中，是感染性休克模型制备所用的方法的是（　）。
A. 活菌注射法
B. 止血带肢体阻断法
C. 细菌内毒素法
D. 盲肠坏死性腹膜炎法
E. 肢体坏死感染法

18. 急性呼吸道梗阻可直接引起（　）。
A. 血压过高
B. 血压下降
C. 缺氧
D. 心室颤动
E. 高碳酸血症

19. 西咪替丁可使以下哪些药物的药效增强（　）。
A. 苯巴比妥
B. 地西泮
C. 普萘洛尔
D. 华法林
E. 茶碱

20. 患者，男性，24 岁。平素体健，因膝关节外伤在腰麻下行髌骨切除术。术后第 2 天发生剧烈头痛，坐起时加重，平卧后减轻。该患者术后头痛发生的原因是（　）。
A. 局麻药中加入肾上腺素
B. 腰麻穿刺针太粗
C. 同时伴有颅内病变
D. 麻醉药物选择不当
E. 腰麻后脑脊液外流引起的低压性头痛

三、案例分析题（每个案例至少有 3 个提问，每个提问有多个备选答案，其中正确答案有 1 个或几个）

（1~5 题共用题干）

患者，男性，32 岁。酒后 2 小时骑摩托车摔伤，伤后 30 分钟送至医院。在急诊室患者神志清楚，血压 50/30mmHg，腹腔穿刺见血性液体。右下肢活动受限。

1. 下列选项中，处理正确的是（　）。
A. 开放静脉通路快速输液，速送至手术室行剖腹探查术
B. 急送至 B 超室行 B 超检查
C. 急送至放射科行 X 线检查

D. 急送至病房，等血压纠正后手术
E. 收入病房，先输液观察

2. 为了防止误吸，下列措施中正确的是（ ）。
A. 快速诱导气管插管
B. 硬膜外阻滞
C. 表麻下清醒气管插管
D. 诱导的过程中按压环状软骨
E. 非气管插管全麻

3. 如果发生误吸，下列处理措施中错误的是（ ）。
A. 取头高足低位
B. 充分吸引
C. 气管插管
D. 呼吸支持
E. 取侧卧位

4. 该患者最适宜的麻醉方法是（ ）。
A. 腰麻
B. 硬膜外麻醉
C. 气管插管全麻
D. 氯胺酮静脉麻醉
E. 局部麻醉

5. 在下列静脉诱导麻醉药中，应谨慎使用的是（ ）。
A. 硫喷妥钠
B. 氯胺酮
C. 地西泮
D. 依托咪酯
E. 羟丁酸钠

（6~11 题共用题干）

患者，男性，72 岁。因左侧中叶肺癌，每日咯血 20ml 左右，拟行肺癌根治术。

6. 患者烟龄 40 年，平均 20 支/日。近 10 年来每年冬季均有咳嗽、咳痰，清晨尤重。该患者极可能患有（ ）。
A. 肺炎
B. 肺源性心脏病
C. 肺不张
D. 慢支并肺气肿
E. Ⅱ型呼吸衰竭

7. 下列术前检查中，麻醉医师应最为重视的是（ ）。
A. 胸部 X 线摄片
B. 心电图
C. 肺通气功能
D. 胸部 CT
E. 痰培养

8. 麻醉医师欲了解患者呼吸功能，最简易的测定方法是（ ）。
A. 末梢循环颜色
B. 床边 X 线检查
C. 量胸廓周径
D. 吹火柴试验
E. 肺部听诊

9. 该患者的最佳麻醉方式是（ ）。
A. 连续硬膜外麻醉
B. 静脉麻醉
C. 气管内插管全麻
D. 右侧双腔支气管插管全麻
E. 左侧双腔支气管插管全麻

10. 在术前用药中，下面哪一种药物应当避免使用（ ）。
A. 咪达唑仑
B. 东莨菪碱
C. 吗啡

D. 阿托品
E. 地西泮

11. 患者手术最大允许范围是（ ）。（提示：该患者术前肺功能测定结果为：最大通气量为预计值的50%，1秒肺活量为预计值的53%。）
A. 单侧全肺切除
B. 肺叶切除
C. 探查活检术
D. 肺段切除
E. 肺楔形切除

（12~14题共用题干）

某52kg患者拟行面部手术，用1%利多卡因35ml（含1∶40万U肾上腺素）局部浸润麻醉后，患者烦躁、多语、寒战、面部肌肉抽搐。

12. 该患者发生了什么情况（ ）。
A. 局麻药中毒反应
B. 局麻药过敏反应
C. 肾上腺素反应
D. 输液反应
E. 局麻药高敏反应

13. 该患者出现这些反应最可能的原因是（ ）。
A. 超过一次最大剂量
B. 面部血运丰富没减量
C. 术前未用巴比妥类药
D. 直接注入血管
E. 患者低蛋白血症

14. 对该患者的处理措施中不恰当的是（ ）。
A. 立即停止使用局麻药
B. 静脉使用阿托品
C. 保持呼吸道通畅
D. 吸氧
E. 静脉使用苯二氮䓬类药物

（15~18题共用题干）

患者，男性，52岁。因右髋臼粉碎性骨折拟全麻下行切开复位固定术。术前卧床1周。既往无心血管病病史。术中突然出现呼气末二氧化碳分压波形异常，进而氧饱和度降低，呼气末二氧化碳分压降低，血压下降，心率增快，休克，心血管活性药物应用无效。心电图检查：心房颤动，Ⅰ导联显著S波，Ⅲ导联Q波，倒置T波；胸部X线片：片状影。抢救2小时无效，患者死亡。

15. 最可能的诊断是（ ）。
A. 急性肺栓塞
B. 急性心肌梗死
C. 过敏性休克
D. 急性心力衰竭
E. 急性冠状动脉综合征

16. 抢救期间，最适当的处理是（ ）。
A. 抗休克
B. 注射阿托品0.5~1.0mg
C. 抗心力衰竭
D. 保证供氧
E. 水、电解质平衡治疗

17. 肺栓塞诊断的金标准为（ ）。
A. 胸部X线片
B. 超声心动图
C. 肺动脉造影
D. 胸部CT
E. 放射性核素肺通气-灌注显像

18. 对已经有下肢静脉血栓的患者最重要的措施是（ ）。
A. 避免术前长期卧床休息

B. 建议使用弹力袜
C. 应用低分子肝素抗凝
D. 安置腔静脉滤器
E. 强调术者的操作技巧，降低发生肺栓塞的可能性

(19~23 题共用题干)

患者，女性，28 岁。深度烧伤 60%，伴呼吸道烧伤 2 小时。

19. 下列选项中，不适合首先应采取的治疗措施是（ ）。
A. 输液
B. 削痂，植皮
C. 气管切开
D. 吸氧
E. 导尿

20. 局麻下行气管切开时患者躁动不安，下列原因中可能性不大的是（ ）。
A. 低血压
B. 缺氧
C. 疼痛
D. 局麻药中毒
E. 心力衰竭

21. 静脉推注芬太尼 0.1mg，5 分钟后患者心跳停搏。下列哪项可能性最大（ ）。
A. 呼吸抑制
B. 心肌梗死
C. 循环衰竭
D. 迷走神经反射
E. 肾衰竭

22. 心肺复苏的首选药物是（ ）。
A. 阿托品
B. 利多卡因
C. 麻黄碱
D. 纳洛酮
E. 肾上腺素

23. 气管造口未遂，立即恢复通气的措施，下列选项中最合理的是（ ）。
A. 经口明视气管插管
B. 经气管造口气管插管
C. 面罩加压给氧
D. 给呼吸兴奋剂
E. 口对口人工呼吸

(24~31 题共用题干)

患者，男性，57 岁。因“突然头痛 2 小时”来诊。查体：意识清楚，痛苦面容，四肢肌张力无改变，颈无抵抗。

24. 为明确诊断最应当做的检查是（ ）。
A. 颅脑 X 线片
B. 脑电图
C. 脑血管造影
D. 颅脑 MRI
E. 发射型计算机断层扫描（ECT）
F. 颅脑 CT 检查

25. 该患者的诊断为（ ）。（提示：颅脑 CT 示左侧裂池有高密度影像。）
A. 脑膜炎
B. 脑出血
C. 脑梗死
D. 脑供血不足
E. 蛛网膜下腔出血
F. 脑寄生虫病

26. 最可能的出血原因是（ ）。
A. 颅内动脉瘤
B. 烟雾病
C. 脑肿瘤
D. 脑血管畸形
E. 脑动脉硬化
F. 脑动脉痉挛

27. 如需确诊及为手术提供相关信息，应该做的检查是（ ）。
A. 颅脑X线片
B. 脑电图
C. 颅脑MRI
D. 颅脑CT检查
E. 发射型计算机断层扫描（ECT）
F. 脑血管造影

28. 目前患者情况较为稳定，生命体征没有恶化倾向，最重要的治疗措施是（ ）。
A. 冬眠物理降温
B. 动脉瘤夹闭术
C. 绝对卧床休息
D. 应用止血剂
E. 应用脱水剂
F. 脑脊液引流术

29. 脑动脉瘤破裂出血后的继发病变有（ ）。
A. 硬膜下血肿
B. 脑动脉痉挛
C. 颅内压增高
D. 脑积水
E. 脑梗死
F. 脑疝

30. 该患者决定进行手术治疗，但是既往史提示患者小时候有癫痫发作，下列药物中应避免使用（ ）。
A. 丙泊酚
B. 氯胺酮
C. 依托咪酯
D. 安氟烷
E. 异氟烷
F. 七氟烷
G. 地氟烷

31. 术中控制颅内压和脑水肿的措施有（ ）。
A. 应用肾上腺皮质激素
B. 应用利尿药
C. 应用清蛋白
D. 应用渗透性脱水药
E. 合理应用过度通气
F. 头部降温

（32~34题共用题干）

患者，女性，72岁。既往肺心病病史20年，此次患大叶性肺炎，咳嗽、咳痰2周，在家自己服用抗生素，未见明显效果，并出现呼吸困难，烦躁不安，神情恍惚，送至医院求诊。查体：口唇发绀，颈静脉充盈，两肺底闻及细湿啰音，体温37.6℃，脉搏115次/分，血压140/85mmHg，双下肢水肿，尿蛋白阳性，便潜血阳性。

32. 患者最可能出现的并发症是（ ）。
A. 上消化道出血
B. 呼吸衰竭
C. 急性脑出血
D. 肾衰竭
E. 急性心力衰竭

33. 为明确诊断，宜首选（ ）。
A. 痰细菌学检查
B. 胸部X线片
C. 心电图检查
D. 动脉血气分析
E. 颅脑CT检查

34. 诊断明确后，予以积极治疗，患者病情好转，水肿减轻，但出现手足搐搦现象，最可能并发了（ ）。
A. 呼吸性碱中毒
B. 呼吸性酸中毒
C. 代谢性碱中毒
D. 代谢性酸中毒
E. 神经症状

(35~41 题共用题干)

患者，男性，28 岁。车祸致右下肢活动障碍 1 天入院，诊断右胫骨骨折。既往体健，术前检查正常。拟在硬膜外麻醉下行切复内固定术。穿刺点选择 $L_{3\sim4}$，穿刺置管成功后注入 2% 利多卡因 5ml，患者述耳鸣、视物模糊、口舌发麻。

35. 患者出现上述症状的最可能原因是（　）。
A. 过敏反应
B. 高敏反应
C. 变态反应
D. 肾上腺素能反应
E. 局麻药中毒
F. 全脊髓麻醉

36. 出现上述症状后，正确的处理措施是（　）。(提示：患者耳鸣、视物模糊和口舌发麻为一过性，2 分钟后恢复正常，回吸硬膜外导管无回血，观察 5 分钟，无脊麻现象，随即注入 2% 利多卡因 15ml，注药后 5 分钟患者出现烦躁、谵语、肌肉抽动，旋即出现惊厥、意识消失，此时发现硬膜外导管中有血液回流。)
A. 维持循环稳定
B. 静脉注射呼吸兴奋剂
C. 保护患者不受惊厥所致的意外伤害
D. 静脉注射去甲肾上腺素
E. 肌内注射咪达唑仑 5~10mg/kg
F. 气管插管行辅助呼吸或控制呼吸

37. 下列选项中，处理不恰当的是（　）。(提示：气管插管后，心电图提示室颤，无自主呼吸。)
A. 鼻导管吸氧
B. 继续间歇正压通气（IPPV）控制呼吸
C. 胸外心脏按压，同时立即准备胸外电除颤
D. 静脉注射利多卡因
E. 静脉注射呼吸兴奋剂
F. 静脉注射异丙肾上腺素

38. 术中下列哪一项监测不必作为常规（　）。
A. 呼吸
B. 血压
C. 脑电图
D. 液体
E. 肾功能

39. 术中探查肿瘤出现高血压时应选用（　）。
A. 利血平
B. 甘露醇
C. 硝普钠
D. 复方降压灵
E. 呋塞米

40. 肿瘤切除后出现呼吸困难应考虑（　）。
A. 神经损伤
B. 血压下降
C. 麻醉平面过高
D. 胸膜损伤引起的气胸
E. 辅助药物的作用

41. 肿瘤切除后出现血压过低，下列选项中正确的处理措施是（　）。
A. 多巴胺静滴
B. 麻黄碱静滴
C. 补充血容量
D. 去甲肾上腺素静滴
E. 补充血容量 + 去甲肾上腺素静滴

(42~45 题共用题干)

患者，女性，32 岁。孕 37 周，妊娠高血压疾病，腹痛加剧，先兆子痫急诊入院，经紧急术前准备后送手术室行剖宫产手术，

在麻醉医师准备行硬膜外麻醉时患者突然出现抽搐，麻醉医师立即硫酸镁静脉注射，患者的抽搐症状得到控制，但患者的呼吸频率由原来的 20 次/分减慢到 12 次/分。

42. 硫酸镁对妊娠高血压疾病患者有多种治疗作用，但剂量必须恰当，以下关于硫酸镁治疗后血浓度相关作用正确的是（　）。
    A. 血中镁离子达 2mmol/L 时可阻止抽搐
    B. 血中镁离子达 10mmol/L 时膝反射消失
    C. 血中镁离子达 4mmol/L 时膝反射亢进
    D. 血中镁离子达 11mmol/L 时呼吸功能兴奋
    E. 血中镁离子达 12～15mmol/L 时呼吸功能受抑制
    F. 血中镁离子达 30mmol/L 时可引起心脏停搏

43. 针对上述硫酸镁引起的呼吸功能受抑制，应静脉注射下列哪些药物加以拮抗（　）。
    A. 呼吸兴奋药
    B. 纳洛酮
    C. 10% 葡萄糖酸钙
    D. 氟马西尼
    E. 新斯的明阿托品
    F. 氯化钙

44. 硫酸镁除有抑制呼吸作用外，对妊娠高血压疾病患者的其他作用包括（　）。经治疗，患者的呼吸频率恢复正常，但宫缩监测仪显示患者子宫收缩明显减慢，患者自诉腹痛减轻。）
    A. 减轻血管痉挛，改善脑肾缺氧
    B. 新生儿呼吸兴奋和反射亢进
    C. 降低血管张力
    D. 使体内儿茶酚胺消耗或释放受阻
    E. 抑制子宫肌张力和收缩频率，引起宫缩乏力
    F. 抑制神经肌肉活动，防止抽搐

45. 妊娠高血压疾病患者麻醉处理原则正确的是（　）。（提示：经处理，患者各项生命体征稳定，准备继续进行麻醉。）
    A. 避免各种刺激
    B. 选用气管内插管全身麻醉，如并发脑血管病变以选用硬膜外麻醉为妥
    C. 保证镇痛完善
    D. 保证充分供养，避免缺氧和二氧化碳蓄积
    E. 纠正酸碱平衡和电解质紊乱
    F. 适当补充血容量
    G. 预防血压骤升骤降

参考答案

一、单选题

1. D	2. B	3. C	4. B	5. D	6. C	7. C	8. E	9. C	10. C
11. B	12. D	13. B	14. E	15. C	16. E	17. B	18. B	19. B	20. E
21. D	22. B	23. E	24. B	25. B	26. D	27. B	28. B	29. B	30. D
31. E	32. D	33. B	34. B	35. C					

二、多选题

1. DE	2. BCD	3. AC	4. ACDE	5. CD
6. ACDE	7. ABCDE	8. ABCD	9. CD	10. CDE
11. BCDE	12. ABDE	13. ABE	14. ABCE	15. ABCD
16. ACE	17. ACDE	18. CE	19. ABCDE	20. BE

三、案例分析题

1. A	2. C	3. A	4. C	5. A
6. D	7. C	8. D	9. E	10. C
11. B	12. C	13. B	14. B	15. A
16. D	17. C	18. D	19. B	20. E
21. A	22. E	23. C	24. DF	25. E
26. A	27. F	28. B	29. ABCDE	30. BD
31. ABCDEF	32. B	33. D	34. C	35. E
36. ACF	37. ADEF	38. C	39. C	40. D
41. E	42. BEF	43. CF	44. ACEF	45. ACDEFG

高级卫生专业技术资格考试用书
麻醉学模拟试卷（三）

中国协和医科大学出版社

模拟试卷（三）

一、单选题（以下每道考题有5个备选答案，请选择1个最佳答案）

1. 下列选项中，不影响药物生物利用度的因素是（ ）。
   A. 自肠道吸收的范围
   B. 药物在肠道中的代谢
   C. 自肠道吸收的时间
   D. 增加肝中药物的代谢
   E. 药物的物理特性

2. 下列选项中，不导致心肌供氧减少的因素是（ ）。
   A. 心动过速
   B. 二氧化碳分压过低
   C. 动脉舒张压过低
   D. 二氧化碳分压过高
   E. 前负荷增加

3. 关于紧闭循环装置优点的叙述，错误的是（ ）。
   A. 二氧化碳排除完全，节约麻醉药和氧气
   B. 吸入气体的湿度接近正常，保持呼吸道湿润
   C. 增加手术室内空气中的氧分压和氧含量
   D. 麻醉深浅容易调节和控制，麻醉易维持平稳
   E. 碱石灰产热有助于维持麻醉中的体温

4. 氟烷麻醉引起（ ）。
   A. 肝动脉血流减少和门静脉血流增加
   B. 肝动脉和门静脉血流增加
   C. 肝动脉血流增加和门静脉血流减少
   D. 肝动脉和门静脉血流减少
   E. 肝血流保持基本稳定

5. 常用吸入麻醉药MAC的大小顺序依次为（ ）。
   A. 氧化亚氮>氟烷>七氟烷>异氟烷>恩氟烷
   B. 氧化亚氮>异氟烷>氟烷>恩氟烷>七氟烷
   C. 氧化亚氮>七氟烷>安氟烷>异氟烷>氟烷
   D. 异氟烷>氟烷>恩氟烷>七氟烷>氧化亚氮
   E. 恩氟烷>异氟烷>七氟烷>氟烷>氧化亚氮

6. 监测鼻咽温电极从鼻孔插入深度相当于（ ）。
   A. 甲颏间距
   B. 口角到乳突的距离
   C. 鼻尖到甲状软骨的距离
   D. 外耳道到外鼻孔的距离
   E. 门齿到环状软骨的距离

7. 用酒冲服麻沸散，全身麻醉后进行剖腹手术的是（ ）。
   A. 华佗
   B. 李时珍
   C. 扁鹊
   D. 孙思邈
   E. 王焘

8. 关于全麻维持，叙述错误的是（ ）。
   A. 及时增加麻醉药物

B. 常规使用去极化肌松剂
C. 掌握静脉麻醉药物的适宜剂量和用药时机
D. 保持气道通畅，维持良好的肺通气和换气
E. 根据手术和患者情况及时调节麻醉深度

9. 关于局部激素的叙述，正确的是（ ）。
A. 是通过缝隙连接扩散至相邻靶细胞的激素
B. 是通过血液作用于远距离靶细胞的激素
C. 是作用于分泌细胞自身的激素
D. 是通过细胞间液扩散至邻近细胞的激素
E. 是在突触局部释放的激素

10. 麻醉前用药的目的不包括（ ）。
A. 使患者情绪安定、合作，减少恐惧，解除焦虑
B. 预防室上性心动过速
C. 调整自主神经功能，消除或减弱不利的神经反射活动
D. 较少麻醉药的副作用
E. 缓解术前疼痛

11. 关于术中输血，叙述正确的是（ ）。
A. 只有当 Hb<60g/L 时才考虑输血
B. 浓缩红细胞只有在患者出现急性贫血时才能使用
C. 术中如需输血，首选输入全血以补充凝血因子
D. 麻醉手术期间的重危患者应维持 Hb≥100g/L
E. 大量输血可引起患者低体温，导致红细胞氧离曲线右移

12. 在门诊进行麻醉前评估的优点不包括（ ）。
A. 患者入院后即可安排手术，甚至在当日即可安排手术，可显著缩短住院日期，提高床位周转率
B. 杜绝外科医师与麻醉医师因对术前准备的意见不一致而发生矛盾
C. 可避免因麻醉前检查不全面而延迟手术
D. 患者入院前麻醉科已能了解到病情及麻醉处理的难度，便于恰当地安排麻醉工作
E. 因在麻醉科门诊进行了病情评估，可以省略术前访视

13. 下列麻醉方式不属于局部（区域）麻醉的是（ ）。
A. 蛛网膜下隙阻滞
B. 硬脊膜外隙阻滞
C. 神经干（丛）阻滞
D. 吸入麻醉
E. 局部浸润麻醉

14. 以下几种静脉麻醉剂的半衰期，由长到短正确的排列次序为（ ）。
A. 硫喷妥钠，地西泮，依托咪酯，氯胺酮，氟哌利多
B. 氟哌利多，地西泮，硫喷妥钠，依托咪酯，氯胺酮
C. 地西泮，硫喷妥钠，依托咪酯，氯胺酮，氟哌利多
D. 地西泮，依托咪酯，硫喷妥钠，氯胺酮，氟哌利多
E. 依托咪酯，地西泮，硫喷妥钠，氯胺酮，氟哌利多

15. 全麻药作用于中枢的某个部位能降低眼内压，该作用部位是（ ）。
A. 中脑
B. 延髓

C. 间脑
D. 端脑
E. 小脑

16. 关于眼心反射的叙述，错误的是（　）。
A. 是在压迫、刺激眼球或眼眶，牵拉眼外肌引起的心动过缓或心律紊乱
B. 眼心反射在小儿斜视手术中发生率较低
C. 浅麻醉、缺氧或二氧化碳蓄积时眼心反射加重
D. 眼心反射的传入神经为三叉神经，传出神经为迷走神经
E. 当出现眼心反射时应暂停手术刺激，加深麻醉，静注阿托品

17. 关于鼾症手术麻醉处理，错误的是（　）。
A. 患者多肥胖，气道困难多见，术前镇静药应适当减量
B. 插管困难者仍可能造成拔管后的急性气道梗阻，一般术后保留气管导管1~2天
C. 为便于手术操作，以经鼻插管为宜
D. 鼾症患者术后咽喉部的疼痛明显，术后可予静脉镇痛
E. 术毕应给予地塞米松，并常规应用肌松拮抗剂（无禁忌证者）

18. 有严重系统性疾病，重要器官功能受损，但仍在代偿范围内；行动受限，但未丧失工作能力；施行麻醉和手术有一定的顾虑及风险，此为美国医师协会麻醉分级（ASA）（　）。
A. Ⅰ级
B. Ⅱ级
C. Ⅲ级
D. Ⅳ级
E. Ⅴ级

19. 不影响吸入全麻药经肺泡向血流里转运摄取过程的因素是（　）。
A. 溶解度
B. 吸入麻醉药的血/气分配系数
C. 肺组织对药物的吸收
D. 心排血量
E. 吸入全麻药肺泡浓度与静脉血药浓度分压差

20. 不影响组织对吸入麻醉药摄取的因素是（　）。
A. 麻醉药在组织的溶解度
B. 肺泡气最低有效浓度（MAC）
C. 组织的血流量
D. 动脉血-组织间麻醉药的分压差
E. 吸入麻醉药的组织/血分配系数

21. 外科手术大多在哪期麻醉下进行（　）。
A. 兴奋期
B. 三期1级
C. 三期2级
D. 遗忘期
E. 四期

22. 未经治疗的伴左心室肥大的高血压患者在麻醉中及术后易发生（　）。
A. 急性左心室流出道梗阻
B. 左束支传导阻滞
C. 水电解质紊乱
D. 脑卒中和心肌梗死
E. 眼底出血

23. 麻醉中遇到的气道困难是指（　）。
A. 正规训练且技术熟练操作仍发生面罩通气和/或气管插管困难
B. 患者在麻醉诱导、维持及麻醉结束气管拔管时发生支气管痉挛

C. 患者在麻醉诱导或气管拔管时发生喉痉挛
D. 患者在自主呼吸过程中发生通过托下颌也不易解除的舌后坠
E. 在麻醉过程中意外发生气管异物

24. 麻醉过程中出现血压下降、脉搏增快时应首先考虑（　）。
A. 麻醉过浅
B. 神经反射
C. 二氧化碳蓄积
D. 血容量不足
E. 严重缺氧

25. 眼科手术施行全麻时，不恰当的是（　）。
A. 保持呼吸道通畅，避免缺氧和二氧化碳蓄积
B. 麻醉诱导、维持平稳，宜选用琥珀胆碱快速气管内插管
C. 防止过度牵拉眼肌和压迫眼球，以避免眼心反射
D. 辅以局部麻醉可减少全麻药用
E. 忌用能引起眼内压增高的麻醉药物

26. 一车床操作工因铁屑引起眼贯穿伤，为取出铁屑，要求施行全身麻醉。该患者全麻诱导时禁用哪一项肌松药（　）。
A. 维库溴铵
B. 琥珀胆碱
C. 阿曲库铵
D. 罗库溴铵
E. 潘库溴铵

27. 某患者在连续硬膜外麻醉下行胆囊切除术，手术开始前测麻醉平面为 $T_4 \sim T_{12}$，血压、脉搏正常。术中探查胆囊时患者诉恶心，血压降为86/50mmHg，心率减慢52次/分。最有可能的原因是（　）。
A. 药物中毒
B. 局麻药对心肌抑制
C. 低血容量性休克
D. 迷走神经反射
E. 全脊椎麻醉

28. 患儿，男，3岁。10kg。颜面发绀，诊断为法洛四联症伴重度肺动脉高压，拟在体外循环下行根治术。下列选项中，麻醉处理不妥当的是（　）。
A. 术前用药为肌注吗啡2mg和东莨菪碱0.1mg
B. 术需碳酸氢钠纠正代谢性酸中毒
C. 麻醉诱导宜平缓，吸入麻醉诱导迅速，静脉麻醉诱导较缓慢
D. 氯胺酮可用于该患儿的诱导
E. 采用经鼻气管插管

29. 患者，男性，62岁。肠梗阻10天，剧烈呕吐3天，拟行剖腹探查术。患者一般情况差，血压80/60mmg，心率120次/分，血气分析示代谢性酸中毒。此患者麻醉选择应为（　）。
A. 全麻
B. 硬膜外麻醉
C. 局麻
D. 局麻加强化
E. 腰麻

30. 患者，男性，64岁。慢性胆囊炎胆石症急性发作，高血压病史10年，准备行胆囊切除术。术前血压185/100mmHg，心电图检查左心室肥大，心率68次/分。患者服用可乐定治疗高血压。下列处理措施中，错误的是（　）。
A. 控制气管插管反应
B. 术前3天停用可乐定

C. 术前给阿托品
D. 控制术中高血压
E. 避免以浅全麻加肌松剂维持全麻

31. 患者，男性，44 岁。小车驾驶员。发生车祸致上下颌骨粉碎开放骨折，下颌骨上部缺如，舌、口底、咽腔和右侧扁桃体严重撕裂伤，伤后 3 小时进手术室。查体：患者清醒，不能仰卧，双鼻腔通气不畅，心率 163 次/分，血压 100/85mmHg。准备行清创骨折复位固定和软组织缝合术。术中麻醉维持采用静吸复合麻醉，手术历时 3 小时 40 分，结束前 20 分钟停止普鲁卡因芬太尼复合液滴入，10 分钟停止恩氟烷吸入。术毕唤之能睁眼，但自主呼吸 8 次/分，潮气量 300ml，胸壁肌肉有僵硬感。最好选择的阻滞剂是（　）。
A. 新斯的明
B. 纳洛酮
C. 尼可刹米
D. 多沙普仑
E. 氨茶碱

32. 患者，男性，71 岁。因乙状结肠癌并发肠梗阻 4 天，体温 39℃，拟行急诊肠切除吻合术。既往有高血压病史 10 年，现血压 110/90mmHg。最佳的麻醉方法为（　）。
A. 硬膜外联合腰麻
B. 局部麻醉
C. 单纯静脉麻醉
D. 全麻加气管内插管
E. 硬膜外麻醉

33. 患者，男性，56 岁。“右侧股动脉栓塞”于硬膜外麻醉下行右侧股动脉-腘动脉搭桥术。于 $L_{2\sim3}$ 行硬膜外穿刺，穿刺过程顺利，穿刺成功后向上置管 3cm，置管后 40 分钟按手术医师要求静脉给予肝素 50mg。手术顺利完成。回到病房之后，继续使用肝素抗凝治疗。术后 4 小时出现头痛和腰背部疼痛，双下肢麻木和无力。下列治疗中不正确的是（　）。
A. 早期脱水疗法
B. 给予神经营养药
C. 使用大剂量激素
D. 给予镇痛药，观察病情
E. 立即行椎板切开减压

34. 患者，男性，29 岁。因酒后打架腹部刀扎伤 2 小时入院，拟于全身麻醉下行剖腹探查、肠修补术。查体：身高 178cm，体重 93kg，表情淡漠，BP 83/42mmHg，HR 128 次/分。下列措施中不能减少患者反流、误吸的是（　）。
A. 麻醉前催吐
B. 患者呈头低足高位
C. 麻醉前下胃管吸引
D. 麻醉后按压环状软骨
E. 充分的表面麻醉

35. 患者，男性，76 岁。因“胆囊炎、胆囊结石”拟行腹腔镜胆囊切除术。支气管炎、支气管哮喘多年，曾经因反复胸闷、心前区不适查心电图：示左心室高电压，Ⅱ、Ⅲ导联 ST 段压低，T 波倒置。心脏彩超：左心室下壁运动减弱，射血分数 55%。术前血压 150/98mmHg，未规律服药控制血压。下列选项中，对该患者不能选择的麻醉诱导药是（　）。
A. 咪达唑仑
B. 丙泊酚
C. 依托咪酯
D. 雷米芬太尼
E. 氯胺酮

二、多选题（以下每道考题有5个备选答案，每题至少有2个正确答案）

1. 影响吸入全麻药在体内扩散转运速度的因素是（　）。
   A. 生物膜两侧的分压差（浓度差）
   B. 药物扩散的面积
   C. 药物在组织或血液的溶解度
   D. 药物分子量
   E. 药物的血浆半衰期

2. 麻醉期间引起分泌物过多的因素是（　）。
   A. 反复刺激咽喉
   B. 麻醉过浅
   C. 术前药未给抗胆碱药或用量不足
   D. 缺氧与二氧化碳蓄积
   E. 使用吸入麻醉药

3. 霍纳综合征的体征不包括（　）。
   A. 声音嘶哑
   B. 瞳孔缩小
   C. 前额出汗
   D. 上睑下垂
   E. 一侧鼻唇沟变浅

4. 先天性心脏病手术的麻醉正确选项是（　）。
   A. 术前肌内注射吗啡 0.2mg/kg 及东莨菪碱 0.01mg/kg
   B. 向人工肺内吹入麻药维持麻醉
   C. 监测心电图、脉搏血氧饱和度
   D. 输液速度以动静脉压及尿量为参考
   E. 术毕护送患者入ICU

5. 整形外科手术麻醉前准备要点是（　）。
   A. 成人术前用咪达唑仑
   B. 1岁以下小儿术前药仅用阿托品
   C. 1岁以上小儿应加用镇痛药
   D. 6岁以下小儿导管加用套囊
   E. 6岁以上小儿导管不加用套囊

6. 血液病患者手术时麻醉选择正确的是（　）。
   A. 常选用局麻
   B. 气管内插管或吸引时应注意不要损伤气管黏膜，以防发生血肿
   C. 应以快速诱导气管内麻醉为主
   D. 如选全麻应经鼻腔插管
   E. 蛛网膜下腔阻滞麻醉可用于会阴、下肢及下腹部手术

7. 左侧瞳孔大于右侧瞳孔见于（　）。
   A. 左侧动眼神经损伤
   B. 左侧动眼神经副核损伤
   C. 右侧颈交感干神经损伤
   D. 脊髓胸段1、2节右半损伤
   E. 顶盖前区损伤

8. 植物性神经系统对内脏活动调节的特点有（　）。
   A. 具有紧张性作用
   B. 均有双重神经支配
   C. 调节作用的效果往往与效应器的功能状态有关
   D. 一般情况下，双重神经拮抗作用是对立统一的
   E. 交感神经阻滞则副交感神经效应加强

9. 关于门脉高压症手术麻醉正确的是（　）。
   A. 应选择麻醉药的最小有效剂量
   B. 麻醉前放腹水1次，放水量不可超过1000ml
   C. 麻醉前给予维生素K
   D. 维持有效循环血量
   E. 可选用氟烷完善镇痛

10. 妇科腹腔镜手术麻醉的特点正确的是（　）。
   A. 人工气腹后CVP下降

B. 妇科腹腔镜手术中易出现气胸和皮下气肿
C. 人工气腹引起肺顺应性上升
D. 硬膜外阻滞需控制麻醉平面在 $T_4 \sim S_2$
E. 人工气腹后 V/Q 比例失调

11. 关于耳鼻喉科手术麻醉特点叙述正确的是（　）。
A. 气管内异物取出术诱导麻醉不宜过深
B. 喉激光手术的麻醉吸入氧浓度控制在 40%
C. 扁桃腺切除术可选局麻
D. 鼻内镜手术可行控制性降压
E. 单独乳突根治术可选局麻

12. 临床用于评价吸入麻醉药的指标有（　）。
A. 对呼吸循环系统影响
B. 对颅内压的影响
C. 可控性
D. 肌松的效果
E. 麻醉强度

13. 控制性降压期间发生快速耐受性的原因有（　）。
A. 血浆儿茶酚胺增加
B. 交感神经张力增加
C. 血管紧张素增加
D. 内皮素增加
E. 血管升压素增加

14. 关于甲亢术前用药，叙述正确的是（　）。
A. 术前可以适当应用肾上腺皮质激素
B. 口服普萘洛尔可用至术晨
C. 抗甲状腺药物可以减量服至术前一日
D. 术前两周服 5% 碘化钠以缩小甲状腺体积
E. 术前抗胆碱能药以东莨菪碱为好

15. 关于接受抗血小板治疗的患者，叙述正确的是（　）。
A. 单独应用非甾体消炎药不会增加椎管内麻醉导致硬膜外血肿的危险性
B. 氯吡格雷必须停用至少 7 天，才能实施硬膜外麻醉
C. 长期服用华法林的患者，停药 24 小时即可采用椎管内麻醉
D. 接受凝血酶抑制剂治疗的患者，应在用药 8~10 小时进行椎管穿刺
E. 椎管内穿刺应在最后一次低分子肝素给药后至少 24 小时进行

16. 琥珀胆碱诱发心律失常的发生率和严重程度与下列哪项有关（　）。
A. 给药途径
B. 剂量
C. 所用的挥发性麻醉药
D. 术前是否使用阿托品
E. 反复给药

17. 下列关于麻醉药对母体与胎儿作用的叙述，正确的是（　）。
A. 胎儿娩出前 2~3 小时肌注哌替啶 50mg，对新生儿呼吸无明显影响
B. 地西泮容易通过胎盘，可诱发新生儿黄疸
C. 某些巴比妥类药物可迅速通过胎盘
D. 氯胺酮对新生儿抑制作用不大
E. 哌替啶在胎儿娩出前 1 小时内肌注 50mg，对新生儿呼吸影响较小

18. 阿托品可以作为麻醉前用药，其作用为（　）。
A. 防止喉痉挛和支气管痉挛
B. 抑制腺体分泌
C. 对抗麻醉性镇痛药的呼吸抑制作用
D. 抑制心血管迷走神经反射
E. 降低胃肠道紧张度、过分蠕动和痉挛

19. 患者，男性，56 岁。右肾积水致功能丧失。术前血压 180～195/105～130mmHg，长期服用抗高血压药，但血压控制仍不理想，此次欲行肾切除术。该患者的术前准备包括（　）。
A. 完善术前各项准备，了解患者心肺功能情况
B. 术前用药禁用哌替啶
C. 麻醉前 8 小时禁食
D. 继续服用抗高血压药，直至血压正常为止
E. 控制血压相对稳定以后，尽早手术

20. 患者，女性，77 岁。长期患有慢性支气管炎，本次因急性胆囊炎入院，欲急诊行胆囊切除术。术前查血压 170/135mmHg，心率120 次/分，动脉血气检查 PaO_2 8.1kPa，$PaCO_2$ 6.4kPa，麻醉选择气静全麻，该患者麻醉机呼吸参数的调节正确的是（　）。
A. 吸呼比为 2∶1
B. 潮气量 500ml
C. 呼吸频率 20 次/分
D. 通气方式：间歇性正压通气（LPPV）
E. 呼气末压力为 0（PEEP＝0）

三、案例分析题（每个案例至少有 3 个提问，每个提问有多个备选答案，其中正确答案有 1 个或几个）

（1～3 题共用题干）

患者女，37 岁。主诉：头晕 3 年，加重 1 周。现病史：患者 3 年前无诱因头晕，无头痛和肢体瘫痪，测血压 160/90mmHg，间断服用硝苯地平降压，血压控制不详（不常测血压）。近期改为口服氢氯噻嗪 1 片，依那普利 10mg/d，吲达帕胺 2.5mg/d，3 次/日。仍有头晕，同时自觉乏力，为进一步治疗来诊。无胸痛，无发热，无活动时气短，无呕吐及腹泻。既往史：阴性。家族史：阴性。查体：T 36℃，P 76 次/分，R 18 次/分，BP 190/140mmHg，神清，自主体位，双肺呼吸音清，心界不大，心率 76 次/分，律不齐，偶可闻及早搏，无杂音。腹部查体无异常。心电图：窦性节律，偶发室早。血常规、尿常规、肝功、血糖、血脂正常。

1. 根据目前患者的情况，可能的诊断为（　）。
A. 高血压心脏病
B. 原发性急进型高血压
C. 继发性高血压
D. 高血压脑病
E. 高血压危象
F. 肾性高血压

2. 术中作用时间短暂，通过微泵易于调控的降压药物是（　）。（提示：患者入院后出现偏瘫，CT、MRI 证实为脑出血，拟行急诊钻孔引流。）
A. 硝普钠
B. 地尔硫䓬
C. 硝酸甘油
D. 尼群地平
E. 美托洛尔
F. 乌拉地尔

3. 低钾的可能原因首先应当考虑（　）。（提示：钾 2.9mmol/L，钠 146mmol/L，氯 104mmol/L，肌酐 88μmol/L。双肾及肾上腺彩超未见异常。）
A. 皮质醇增多症
B. 原发性醛固酮增多症
C. 长期服用利尿药
D. 继发于慢性肾炎的高血压

E. 嗜铬细胞瘤

F. 慢性肾衰竭所致

（4～13 题共用题干）

患者，男性，37 岁。尿毒症患者，血压 185/110mmHg，心率 60 次/分，心电图显示 ST–T 波改变，维持血液透析 4 年，拟行同种异体的肾移植手术。

4. 术前了解哪项病情对麻醉有帮助（　）。

A. 心肺功能

B. 血压

C. 家族史

D. 最后一次血液透析时间

E. 以上均是

5. 为了术中液体管理有针对性，下列选项中最重要的是（　）。

A. 出凝血时间

B. 透析后的“干体重”

C. 心电图

D. 肝功能

E. 血常规

6. 下列麻醉方法中，最易出现血压波动的是（　）。

A. 全麻

B. 硬膜外阻滞–全麻联合

C. 硬膜外麻醉

D. 脊麻、硬膜外联合阻滞

E. 脊麻

7. 哪项检查对硬膜外麻醉最重要（　）。

A. 出凝血时间

B. 血常规

C. 肝功能

D. 心电图

E. 肾功能

8. 采用硬膜外麻醉最佳穿刺点是（　）。

A. $L_{5\sim6}$

B. $T_{11\sim12}$

C. $L_{1\sim2}$

D. $T_{12}\sim L_2$ 间隙

E. $T_{11\sim12}$ 和 $L_{3\sim4}$

9. 关于采用硬膜外麻醉，错误的是（　）。

A. 血透患者在移植术前 24 小时内必须增加透析一次

B. 局麻药中不加肾上腺素

C. 严格无菌操作，预防硬膜外腔感染

D. 肾衰竭患者的局麻药时效常比正常肾功能患者缩短，故应提高局麻药浓度

E. 伴有心功能不全的肾衰竭患者，为减少局麻药心脏毒性应降低局麻药浓度

10. 该患者最可能是（　）。

A. 慢性气管炎

B. 贫血

C. 脑水肿

D. 肺水肿

E. 肝功能衰竭

11. 如果采用硬膜外麻醉，错误的是（　）。

A. 局麻药用利多卡因

B. 局麻药用布比卡因

C. 适当提高局麻药浓度

D. 局麻药中加肾上腺素

E. 局麻药中不加肾上腺素

12. 移植肾的血管吻合开放前，为了保证良好的肾灌注不可采用下列哪项措施。（　）。

A. 呋塞米 100mg 静注

B. 肾上腺素 1μg/min 静滴

C. 甲基泼尼松龙 6～8mg/kg 静注

D. 20% 甘露醇 100ml 静滴

E. 多巴胺 2～3μg/（kg · min）静滴

13. 开放吻合血管后移植肾灌注不良，不宜采用（　）。

A. 肾上腺素 0.5mg/min

B. 快速输血输液

C. 吸氧

D. 25%葡萄糖 100ml 静脉推注

E. 多巴胺 2~3μg/(kg·min)

（14~17 题共用题干）

患者，男性，25 岁。从三楼坠下致脑外伤、下颌骨粉碎性骨折。急诊行下颌骨固定术后在 ICU 病房观察治疗。3 日后，自感腹痛、穿刺腹腔有淤血。查体：一般情况差，神情恍惚，头部肿大，口不能张开。心率 120 次/分，律齐，两肺呼吸音正常，血压 130/80mmHg。B 超提示：肝脏右叶脏面破裂，再急行剖腹探查。

14. 应选择的麻醉是（　）。

A. 全麻经鼻盲探气管内插管

B. 全麻经口气管插管

C. 局麻+强化

D. 全麻（静脉麻醉）

E. 针麻

15. 术中需重点观察哪些情况（　）。

A. 液体的输入

B. 心脏功能监测

C. 呼吸道是否通畅

D. 血压的变化

E. 以上均是

16. 术后患者呼吸道不通畅，正确的处理措施是（　）。

A. 再次气管插管

B. 托起下颌

C. 应用呼吸兴奋剂

D. 口腔吸引分泌物

E. 应用口咽通气道

17. 对上述处理措施如患者不合作，可考虑应用（　）。

A. 氯胺酮

B. 氟芬合剂

C. 依托咪酯

D. 硫喷妥钠

E. 肌肉松弛剂

（18~21 题共用题干）

患者，男性，65 岁。诊断为胸降主动脉瘤，高血压及冠心病史 10 年。心电图示冠状动脉供血不足。血压 150/105mmHg，心率 76 次/分。拟行主动脉瘤切除、人造血管替换术。

18. 麻醉诱导最不合适的搭配是（　）。

A. 氯胺酮 1.5mg/kg+琥珀胆碱 1.5mg/kg+芬太尼 50μg/kg

B. 艾司洛尔 0.5mg/kg+地西泮 5mg+芬太尼 50μg/kg+阿曲库铵 0.6mg/kg

C. 0.5%恩氟烷吸入+咪达唑仑 0.1mg/kg+芬太尼 60μg/kg+维库溴铵 0.08mg/kg

D. β-OH 60mg/kg 缓慢静注，入睡后芬太尼 60μg/kg+泮库溴铵 0.08mg/kg

E. 1%恩氟烷吸入+艾司洛尔 0.5mg/kg+依托咪酯 0.1mg/kg+芬太尼 50μg/kg+阿曲库铵 0.6mg/kg

19. 麻醉中，下列哪种药物最好不用（　）。

A. 异氟烷

B. 芬太尼

C. 阿曲库铵

D. 泮库溴铵

E. 恩氟烷

20. 机械通气最合适的选择是（　）。

A. 右支气管双腔管插管呼气末正压

（PEEP）通气

B. 左支气管双腔管插管间歇正压通气

C. 单腔气管插管间歇正压通气

D. 右支气管双腔管插管间歇正压通气

E. 单腔气管插管 PEEP 通气

21. 主动脉钳开放后容易发生（　）。

A. 肾衰竭

B. 气栓

C. 中心低血容量综合征

D. 肝功能衰竭

E. 低心排

（22~28 题共用题干）

患者，女性，32 岁。5 年前出现怕热、多汗、多食、消瘦，甲状腺Ⅲ度肿大。诊断为甲状腺功能亢进症。拟行双侧甲状腺次全切除术。

22. 患者术前准备特殊用药是（　）。

A. 卢戈碘液

B. 普萘洛尔

C. 甲巯咪唑

D. 卢戈碘 + 普萘洛尔

E. 甲巯咪唑 + 普萘洛尔

23. 术前准备一般需要多长时间（　）。

A. 3 天

B. 1 周

C. 2 周

D. 1 个月

E. 3 个月

24. 患者术前心率宜控制在多少为妥（　）。

A. 大于 120 次/分

B. 100~120 次/分

C. 85~100 次/分

D. 60~80 次/分

E. 小于 60 次/分

25. 该患者最为适用的麻醉方法是（　）。

A. 局部浸润麻醉

B. 针刺麻醉

C. 硬膜外麻醉

D. 全身麻醉

E. 颈丛阻滞

26. 以下麻醉前用药中，不宜使用的是（　）。

A. 阿托品

B. 东莨菪碱

C. 哌替啶

D. 地西泮

E. 戊巴比妥

27. 手术结束拔除气管导管 90 分钟后，患者突然出现烦躁、心率急剧增快、大汗淋漓、SpO_2 99%。最可能是（　）。

A. 麻醉苏醒期烦躁

B. 上呼吸道梗阻

C. 甲亢危象

D. 急性肺水肿

E. 低血容量性休克

28. 出现上述情况后，应采取的正确措施是（　）。

A. 复方碘溶液 2~4ml 静脉慢注

B. 降温

C. 吸氧

D. 毛花苷丙 0.4mg 静脉慢注

E. 以上措施同时进行

（29~33 题共用题干）

患者，女性，31 岁。因甲状腺功能亢进拟在颈丛神经阻滞麻醉下行甲状腺大部切除术。查体：体重 55kg，一般情况好，无呼吸困难，HR 90 次/分，律齐，BP 120/84mmHg。

29. 颈丛神经阻滞麻醉应阻滞的神经是（ ）。
A. $C_1 \sim C_3$
B. $C_2 \sim C_4$
C. $C_3 \sim C_5$
D. $C_4 \sim C_6$
E. $C_5 \sim C_7$
F. $C_6 \sim T_1$

30. 最可能的原因是（ ）。（提示：0.375% 布比卡因 20ml、10% 利多卡因 20ml 分别行双侧颈丛神经阻滞，10 分钟后患者发生声音嘶哑。）
A. 局部麻醉药毒性反应
B. 高位脊椎麻醉
C. 喉返神经阻滞
D. 颈交感神经阻滞
E. 舌咽神经阻滞
F. 迷走神经阻滞

31. 出现上述表现首先应考虑（ ）。（提示：30 分钟后神经阻滞作用不完全，外科医师局部注射 1% 普鲁卡因行浸润麻醉，患者感头晕、耳鸣、烦躁，继而发生呼吸困难、意识障碍、抽搐。）
A. 甲状腺危象
B. 中毒反应
C. 变态反应
D. 声带麻痹
E. 膈神经麻痹
F. 癔症

32. 应当立即采取的措施是应用（ ）。
A. 镇静、抗抽搐药物
B. 呼吸兴奋剂
C. 吸氧、辅助呼吸
D. 气管内插管
E. 下置胃管
F. 镇痛药物
G. 强心、利尿

33. 应用的抗抽搐药物有（ ）。
A. 异丙嗪
B. 咪达唑仑
C. 氯胺酮
D. 羟丁酸钠
E. 丙泊酚
F. 硫喷妥钠
G. 芬太尼

（34~38 题共用题干）

患者，男性，64 岁。因“突发剧烈头痛 3 小时，意识障碍 1 小时”急诊入院。诊断为颅内动脉瘤破裂引起的蛛网膜下腔出血。

34. 下列药物当中，该患者术前可使用的是（ ）。
A. 戊巴比妥
B. 咪达唑仑
C. 吗啡
D. 哌替啶
E. 西咪替丁
F. 东莨菪碱

35. 该患者在麻醉前评估时需要特别注意的是（ ）。
A. 心电图
B. 神经功能
C. 肝、肾功能
D. 呼吸功能
E. 血容量和电解质
F. 脊柱生理情况

36. 该患者在麻醉中的监测包括（ ）。
A. 心电图
B. 呼气末二氧化碳分压
C. 有创动脉血压

D. 中心静脉压
E. 脉搏氧饱和度
F. 体温
G. 尿量

37. 该患者在术后气管拔管时要特别预防血压升高，常用的药物包括（　）。
A. 尼莫地平 0.5mg
B. 利多卡因 1~2mg/kg
C. 艾司洛尔 1mg/kg
D. 尼卡地平 0.5mg
E. 芬太尼 0.05mg
F. 氯胺酮 10mg

38. 该患者在术后出现脑血管痉挛，常用的药物有（　）。
A. 尼卡地平
B. 尼莫地平
C. 高血压-高容量-血液稀释疗法
D. 罂粟碱
E. 自由基清除剂
F. 利多卡因

（39~41 题共用题干）

患者，女性，27 岁。孕妊娠 42 周因羊水过少在腰-硬联合麻醉下行剖宫产术，术前血压 115/70mmHg，麻醉效果满意。术后以 0.15% 罗哌卡因加 0.05μg/ml 舒芬太尼进行硬膜外镇痛，背景输注为 3ml/h，追加剂量 3 毫升/次，锁定时间为 12 分钟。手术后 5 小时患者感觉到手术切口处疼痛剧烈，疼痛数字评分 7 分。

39. 下列选项中，处理正确的是（　）。
A. 了解镇痛泵功能和工作状态
B. 了解导管位置
C. 如导管位置和镇痛泵正常，可以单次经导管注入较高浓度局部麻醉药
D. 可以使用非甾体镇痛药
E. 可以全身使用阿片类镇痛药
F. 在处理疼痛之前还要仔细评估镇静、瘙痒及感觉运动功能阻滞等情况

40. 下列处理措施中，正确的是（　）。（提示：患者术后 VAS 评分 1~2 分，血压 110/65mmHg，但出现瘙痒、恶心、呕吐左下肢麻木、无力。）
A. 静脉注射恩丹西酮
B. 立即拔出硬膜外导管，放弃 PCEA
C. 静脉注射麻黄碱
D. 静脉注射甲氧氯普胺
E. 小剂量纳洛酮
F. 静脉注射咪达唑仑
G. 降低镇痛泵内局麻药浓度

41. 针对患者头痛，治疗措施正确的是（　）。（提示：患者术前于 $L_{2\sim3}$ 间隙进行硬膜外腔穿刺，硬膜外成功后多次蛛网膜下腔穿刺未能成功。一天后下床时患者感觉头颈部紧缩样、搏动性疼痛，平卧时减轻，站立行走时加重）
A. 头颈部牵引
B. 卧床休息
C. 静脉注射 20% 甘露醇
D. 口服大量液体
E. 静脉注射广谱抗生素
F. 应用乙酰氨基酚
G. 应用咖啡因
H. 应用茶碱

（42~45 题共用题干）

患者，女性，57 岁。因“左耳听力减退 2 年，间断头晕、头痛 3 个月”来诊。2 年前发现左耳听力减退，逐渐加重，无耳鸣。3 个月来头晕，每日发作 1~2 次，每次持续约 5 分钟，无恶心、呕吐、视物旋转，

左前额阵发胀痛。初步诊断为左侧听神经瘤。拟在全身麻醉下行左桥脑小脑角肿瘤切除术。

42. 术前访视患者需要特别注意的是（　）。
   A. 有无颅内压升高症状
   B. 有无脱水及电解质紊乱
   C. 病变位置、大小
   D. 脑干压迫程度
   E. 循环功能
   F. 呼吸功能

43. 可以用于麻醉诱导的药物是（　）。
   A. 羟丁酸钠
   B. 丙泊酚
   C. 硫喷妥钠
   D. 咪达唑仑
   E. 琥珀酰胆碱
   F. 氯胺酮

44. 术中发现脑组织张力较高时，为配合外科医师降低颅内压，麻醉医师应采取的措施是（　）。
   A. 静脉注射呋塞米
   B. 静脉注射甘露醇
   C. 适当过度通气，降低呼气末二氧化碳分压
   D. 静脉注射肾上腺皮质激素
   E. 静脉注射芬太尼
   F. 静脉注射尼莫地平

45. 术中切除肿瘤过程中，患者血压突然由100/60mmHg 升至 160/100mmHg，考虑引起血压突然升高的原因是（　）。
   A. 体温过高
   B. 麻醉过浅
   C. 缺氧
   D. 二氧化碳蓄积
   E. 输液速度过快
   F. 手术刺激脑神经

参考答案

一、单选题

1. C	2. D	3. C	4. D	5. C	6. D	7. A	8. B	9. D	10. B
11. D	12. E	13. D	14. C	15. C	16. B	17. B	18. C	19. C	20. B
21. C	22. D	23. A	24. D	25. B	26. B	27. D	28. C	29. A	30. B
31. B	32. A	33. D	34. A	35. E					

二、多选题

1. ABCD	2. ABCDE	3. ACE	4. ABCDE	5. ABC
6. BCE	7. ABCD	8. ACDE	9. ACD	10. BE
11. CDE	12. ABCDE	13. ABCE	14. ABDE	15. ABD
16. ABCDE	17. ABCDE	18. ABCDE	19. AE	20. BDE

三、案例分析题

1. E	2. AC	3. C	4. E	5. B
6. E	7. B	8. E	9. E	10. B
11. D	12. B	13. A	14. A	15. E
16. E	17. B	18. C	19. A	20. B
21. C	22. D	23. C	24. D	25. D
26. A	27. C	28. E	29. AB	30. C
31. B	32. ACD	33. BEF	34. ABEF	35. ABE
36. ABCDEFG	37. ABCD	38. ABCDE	39. ABCDEF	40. ADEG
41. BDFG	42. ABCDEF	43. ABCD	44. ABCDF	45. ABCDF

高级卫生专业技术资格考试用书
麻醉学模拟试卷（四）

中国协和医科大学出版社

模拟试卷（四）

一、单选题（以下每道考题有 5 个备选答案，请选择 1 个最佳答案）

1. 关于产妇麻醉用药的原则，下列哪一项最正确（　）。
   A. 使产妇镇静
   B. 使子宫收缩加强
   C. 避免子宫出血
   D. 防止产妇出现低血压
   E. 避免胎儿窒息

2. 关于小儿呼吸的特点，下列哪一项除外（　）。
   A. 呼吸频率快
   B. 肺容量小
   C. 经鼻呼吸
   D. 胸式呼吸为主
   E. 腹式呼吸为主

3. 老年人肾脏萎缩主要发生在肾皮质，其主要原因是（　）。
   A. 肾小球数目减少，肾小球局灶节段性硬化
   B. 远球小管改变
   C. 肾间质的细胞外基质减少
   D. 肾小球生理性肥大
   E. 肾小囊数目减少

4. 关于内分泌和神经系统功能的关系，叙述正确的是（　）。
   A. 内分泌功能正常与否不影响神经系统的功能
   B. 下丘脑–垂体–胰腺之间存在反馈性调节
   C. 高级神经活动与下丘脑–垂体–内分泌腺存在反馈性调节
   D. 中枢神经递质多巴胺参与盐皮质激素的释放或抑制
   E. 交感神经兴奋使肾上腺皮质激素及儿茶酚胺分泌减少，抑制葡萄糖的转化，使糖的利用减少

5. 关于迷走神经的作用，下列叙述正确的是（　）。
   A. 其内脏运动纤维支配全身平滑肌运动
   B. 与心内神经节形成突触联系
   C. 其内脏感觉纤维管理全身黏膜感觉
   D. 其内脏运动纤维支配心肌
   E. 其内脏运动纤维支配咽喉肌运动

6. 下列能够反映左心前负荷的最佳指标是（　）。
   A. 左心室舒张末期容积（LVEDV）
   B. 中心静脉压（CVP）
   C. 肺毛细血管楔压（PCWP）
   D. 左房压（LAP）
   E. 左心室舒张期末压（LVEDP）

7. 麻醉的概念是（　）。
   A. 镇静
   B. 情绪安定
   C. 无痛
   D. 肌松
   E. 整个或部分机体暂时失去感觉/知觉

8. 目前在临床麻醉药中最为常用的镇静催眠药是（　）。
   A. 甾类药

B. 苯二氮䓬类药

C. 吩噻嗪类药

D. 丁酰苯类药

E. 巴比妥类药物

9. 麻醉性镇痛药也称为阿片类药，通过激动阿片受体产生镇痛效应。（　）是当前临床麻醉中最常用的麻醉性镇痛药，可用于临床麻醉的全过程，包括麻醉诱导、麻醉维持、术后镇痛等。

A. 舒芬太尼

B. 哌替啶

C. 吗啡

D. 芬太尼

E. 瑞芬太尼

10. 下列属于非阿片类中枢性镇痛剂的是（　）。

A. 氟比洛芬酯

B. 布洛芬

C. 芬太尼

D. 曲马多

E. 塞来昔布

11. 1772 年，普利斯特里（Pristley）发现的第一个吸入麻醉剂为（　）。

A. 布洛芬

B. 恩氟醚

C. 乙醚

D. 氧化亚氮

E. 氯仿

12. 关于影响局麻药最低麻醉浓度的因素，下列哪一项除外（　）。

A. 作用时间

B. 神经兴奋的频率

C. pH

D. 钙浓度

E. 神经纤维轴粗细

13. 肾功能不全患者在全麻状态下行直肠癌根治术最适宜的肌松药是（　）。

A. 哌库溴胺

B. 琥珀胆碱

C. 阿曲库铵

D. 维库溴胺

E. 氯二甲箭毒

14. 肝移植患者术前凝血机制异常的原因主要是（　）。

A. 血栓

B. 出血

C. 肝功能障碍

D. 禁食

E. 贫血

15. 洋地黄化患者联用下列哪种肌松药可能发生严重心律失常（　）。

A. 维库溴铵

B. 阿曲库铵

C. 琥珀胆碱

D. 筒箭毒碱

E. 泮库溴铵

16. 腹部创伤最易出现下列哪些脏器损伤（　）。

A. 肝破裂

B. 脾破裂

C. 胃破裂

D. 肠系膜血管破裂

E. 肠破裂

17. 肾小球滤过率主要指的是（　）。

A. 单位时间内两肾生成的终尿量

B. 每小时肾脏滤过的尿量

C. 单位时间内两肾生成的超滤液量

D. 单位时间内单肾生成的超滤液量
E. 单位时间内单肾生成的终尿量

18. 关于肝病患者使用麻醉药的叙述，正确的是（　）。
A. 用药剂量不变
B. 用药剂量应减少
C. 用药剂量应增多
D. 使用麻醉药时应及时补充维生素 E
E. 使用麻醉药时应及时补充维生素 K

19. 开胸手术前停止吸烟多长时间才有意义（　）。
A. 1 周
B. 5 周
C. 6 周
D. 8 周
E. 10 周

20. 临床上最常见的上呼吸道梗阻为（　）。
A. 喉痉挛
B. 喉水肿
C. 舌后坠
D. 气管受压
E. 气管内痰堵塞

21. 下列不影响肺泡气吸入麻醉药浓度变化的是（　）。
A. 肺血流量
B. 挥发器开启浓度
C. 麻醉药 MAC
D. 分钟通气量
E. 新鲜气流量

22. 关于全身静脉麻醉的叙述，错误的是（　）。
A. 氯胺酮可以用于严重妊娠高血压疾病产妇
B. 羟丁酸钠禁止用于严重妊娠高血压疾病产妇
C. 硫喷妥钠对新生儿呼吸有抑制作用
D. 丙泊酚对新生儿呼吸有抑制作用
E. 氯胺酮对新生儿无抑制作用

23. 静脉注射肌肉松弛药后，产生肌松作用的正确顺序是（　）。
A. 眼外肌→颜面肌→喉肌→上肢肌
B. 上肢肌→眼外肌→喉肌→颜面肌
C. 眼外肌→喉肌→颜面肌→上肢肌
D. 颜面肌→上肢肌→喉肌→眼外肌
E. 上肢肌→喉肌→眼外肌→颜面肌

24. 为了确切反映神经肌肉阻滞在气道肌群的起效和程度，其监测部位应选在（　）。
A. 腕部
B. 踝部
C. 颈部
D. 眼部四周
E. 面部

25. 在正常状态下，单位重量耗氧最多的器官是（　）。
A. 肾
B. 脾
C. 脑
D. 心
E. 肺

26. 单侧肺通气时 V/Q 比值（　）。
A. 增加
B. 减少
C. 通气侧小于非通气侧
D. 通气侧等于非通气侧
E. 正常

27. 体外电复律的禁忌证不包括下列哪一项（　）。
A. 严重缺氧及酸中毒
B. 电解质紊乱，尤其是严重低血钾
C. 洋地黄中毒所致的室性心动过速或室上性心动过速
D. 预激综合征
E. 伴有病态窦房结综合征或高度房室传导阻滞

28. 补充第三间隙液体丢失量应当首选（　）。
A. 5%葡萄糖
B. 10%葡萄糖
C. 生理盐水
D. 5%葡萄糖复合0.45%生理盐水溶液
E. 乳酸林格液

29. 关于急性呼吸衰竭的治疗措施，叙述错误的是（　）。
A. 营养支持
B. 选用广谱抗生素
C. 呼吸支持疗法
D. 病因治疗
E. 维持循环的稳定

30. 临床上最为常见的心肌缺血ECG表现是（　）。
A. 出现Q波
B. 室性期前收缩
C. 二度AVB
D. 双向T波
E. ST段压低

31. 关于疼痛的叙述，正确的是（　）。
A. 根据疼痛的持续时间可分为急性疼痛和慢性疼痛
B. 疼痛是伤害性刺激
C. 疼痛是人体不愉快的感觉和情感体验，可能因损伤或潜在损伤引起
D. 疼痛是患者的感受，主治医师的判断
E. 疼痛分好痛和坏痛，前者有警示作用，后者有破坏作用

32. 下列药物中有天花板（封顶）效应的药物是（　）。
A. 丙泊酚
B. 吗啡
C. 硫喷妥钠
D. 曲马多
E. 氟比洛芬

33. 下列不可应用射频热凝疗法的是（　）。
A. 复杂性区域疼痛综合征
B. 转移性骨肿瘤导致的肋间神经痛
C. 顽固性胸壁痛
D. 三叉神经痛
E. 骶髂关节病变

34. 产妇分娩前2~4小时应禁用的药物是（　）。
A. 利多卡因
B. 芬太尼
C. 哌替啶
D. 地西泮
E. 甲氧氯普胺

35. 患者自控镇痛技术（PCA）是指借助一些电子的或机械的装置，由患者自己控制的用小剂量复合镇痛剂，在遵循“按需止痛”的原则下，减少医护人员操作，减轻患者疼痛的技术。下列选项中，不属于常用的PCA分类的是（　）。
A. 静脉自控镇痛（PCIA）
B. 皮下自控镇痛（PCSA）
C. 胃肠道自控镇痛（PCWA）
D. 硬膜外自控镇痛（PCEA）
E. 神经丛自控镇痛（PCNA）

二、多选题（以下每道考题有5个备选答案，每题至少有2个正确答案）

1. 下列会使孕妇呼吸困难的因素有（　）。
   A. 腹内压增加
   B. 妊娠期高血压
   C. 肺水肿
   D. 呼吸道黏膜充血
   E. 严重贫血

2. 小儿气道的解剖特点包括（　）。
   A. 气道最狭窄处为声门
   B. 鼻孔大小约与上呼吸道最狭窄处相等
   C. 会厌软骨较小
   D. 喉头位于第3~4颈椎平面
   E. 口腔小、舌相对较大

3. 导致老年人麻醉和手术危险性高的原因有（　）。
   A. 各个器官功能低下
   B. 夹杂病的发生率高
   C. 术前评估不足
   D. 麻醉药需要量大
   E. 麻醉药物选择错误

4. 哪些重症是嗜铬细胞瘤患者在术中最易发生的（　）。
   A. 低血压危象
   B. 高血压危象
   C. 心律失常
   D. 肝衰竭
   E. 肾衰竭

5. 体内催化药物代谢的酶系主要包括（　）。
   A. 肠道菌丛的酶系
   B. 呼吸道菌丛的酶系
   C. 非微粒体酶系
   D. 非线粒体酶系
   E. 微粒体酶系

6. 下列选项中，不属于苯二氮䓬类药物性质的有（　）。
   A. 连续应用可致依赖性而发生停药困难
   B. 停药后代偿反跳较轻
   C. 缩短REM，停药是代偿性延长
   D. 对REM影响较小
   E. 缩短睡眠诱导时间，延长持续时间

7. 关于纳洛酮的临床应用，下列叙述正确的有（　）。
   A. 应用麻醉性镇痛药实施复合全身麻醉的手术结束后，可用纳洛酮拮抗麻醉性镇痛药的残余作用
   B. 用于解救麻醉性镇痛药急性中毒，拮抗这类药的呼吸抑制作用，并使患者苏醒
   C. 用于解救酒精急性中毒
   D. 治疗新生儿因受其母体中麻醉性镇痛药影响而引起的呼吸抑制
   E. 对疑为麻醉性镇痛药成瘾者，应用纳洛酮可激发戒断症状，具有诊断价值

8. 阿司匹林的药理作用主要有（　）。
   A. 解热作用
   B. 抗血小板聚集作用
   C. 抗炎作用
   D. 镇痛作用
   E. 抗风湿作用

9. 促使血–脑屏障开放的因素有（　）。
   A. 颅脑病变
   B. 昏迷
   C. 药物（包括麻醉药）影响
   D. 年龄增大
   E. 平均动脉压极度或急剧升高

10. 不会增加肺循环阻力的是（ ）。
A. 受体兴奋剂
B. 正常或偏高的氧浓度
C. 酸中毒
D. 低二氧化碳血症
E. 多巴酚丁胺

11. 关于食管超声心动图的临床应用，下列叙述正确的是（ ）。
A. 监测心功能
B. 诊断心脏解剖畸形
C. 检测食管疾病如食管狭窄等
D. 诊断心房黏液瘤
E. 早期诊断心肌缺血

12. 术前应当纠正的心律失常有（ ）。
A. 心房颤动和心房扑动伴有快速室率
B. 二度以上房室传导阻滞
C. 无症状的右束支传导阻滞
D. 频发室早
E. 偶发房早

13. 气管插管出现心血管反应时，下列哪些激素水平升高（ ）。
A. 促肾上腺皮质激素（ACTH）
B. 胰高血糖素
C. 5-羟色胺
D. 去甲肾上腺素
E. 肾上腺素

14. 麻醉通气系统的种类包括（ ）。
A. T形管装置
B. 半紧闭通气系统
C. 无重复吸入系统
D. 同轴环路装置
E. 紧闭通气系统

15. 不适当的高压下吸氧或长时间高浓度吸氧造成人体组织和功能上的损害称为氧中毒。氧中毒临床可以分为（ ）。
A. 肺型氧中毒
B. 肝型氧中毒
C. 眼型氧中毒
D. 神经型氧中毒
E. 心型氧中毒

16. 单肺通气的适应证主要有（ ）。
A. 肺脓肿（脓液量超过 50ml）
B. 胸主动脉瘤
C. 肺泡蛋白沉积症
D. 全肺切除术
E. 肺炎

17. 体外除颤/复律部位包括（ ）。
A. 尖前位：一电极板位于心尖部，另一电极板位于胸骨右缘第 2、3 肋骨之间
B. 一电极板位于胸骨角，另一电极板位于剑突处
C. 尖后位：一电极板位于心尖部，另一电极板位于右肩胛角下
D. 一电极板位于左腋窝下，另一电极板位于右腋窝下
E. 前后位：一电极板位于胸骨左缘第 1、2 肋骨之间，另一电极板位于左肩胛角下

18. 治疗疼痛的目标是（ ）。
A. 3 天内控制疼痛在 VAS 评分 3 分以下
B. 最大限度地镇痛和产生较小的不良反应
C. 良好的精神心理状态和睡眠
D. 最佳的生活质量和患者满意度
E. 使患者 VAS 评分降至 5 分以下

19. 关于非甾体消炎药的不良反应，下列叙

述错误的是（ ）。

A. 危险因素包括高龄（>65 岁）及原有上消化道、肾、心血管缺血性疾病

B. 存在剂量依赖和时间依赖

C. 无论是特异性环氧化酶-2 抑制药还是非选择性环氧化酶抑制药都可引起血小板功能障碍

D. 特异性环氧化酶-2 抑制药的胃肠道不良作用可以忽略

E. 嗜睡和视物模糊

20. 阻滞半月神经节可以发生（ ）。

A. 角膜麻醉

B. 咬肌无力

C. 阻滞侧无汗

D. 前额皮肤麻醉

E. 周围神经阻滞

三、案例分析题（每个案例至少有 3 个提问，每个提问有多个备选答案，其中正确答案有 1 个或几个）

（1~3 题共用题干）

孕妇，24 岁。妊娠 37 周。查体：BP 100/60mmHg，颈外静脉充盈，双肺呼吸音清，无啰音。HR 96 次/分，心律齐，心尖区可闻及 2~3 级收缩期吹风样杂音，收缩期第一心音高调或分裂。血气分析：pH 7.41，PaO_2 92mmHg，$PaCO_2$ 32mmHg，HCO_3^- 16mmol/L，血 WBC 12×10^9/L，Scr 130mmol/L，纤维蛋白原 5~6g/L。血 ALP 升高 1 倍，LDH、AST、ALT 均升高。

1. 根据体征和辅助检查，该孕妇初步诊断可能是（ ）。

A. 心脏瓣膜病

B. 肝功能异常

C. 肾功能不全

D. 急性感染性疾病

E. 呼吸性碱中毒

2. 对该孕妇应采取的正确治疗措施是（ ）。

A. 保肝治疗

B. 明确肾功能不全的原因

C. 预防血栓形成

D. 询问心脏病病史

E. 立即手术治疗

F. 急诊透析治疗

G. 口服离子交换树脂 15~30g

3. 如果孕妇需要剖宫产手术，关于麻醉处理，正确的是（ ）。

A. 首选全身麻醉

B. 椎管内麻醉药量要比常规减少 1/3

C. 不能使用肌肉松弛药

D. 平卧时应向右倾斜 15°

E. 高危血栓发生者术后抗凝治疗

F. 首选蛛网膜下隙阻滞

G. 首选连续硬膜外阻滞加全身麻醉

（4~6 题共用题干）

患者，男性，28 岁。诊断为有机磷中毒。有机磷中毒会造成患者自主神经系统功能紊乱。

4. 有机磷中毒的发病机制主要是（ ）。

A. 抑制了单胺氧化酶活性

B. 导致去甲肾上腺素蓄积

C. 抑制了乙酰胆碱酯酶活性

D. 导致儿茶酚胺蓄积

E. 抑制了糜蛋白酶

5. 有机磷中毒的抢救药物主要有（ ）。

A. 呋塞米

B. 毛花苷丙
C. 阿托品
D. 解磷定
E. 吗啡

6. 关于有机磷中毒时应用阿托品，下列叙述错误的是（　）。
A. 与胆碱酯酶复活剂合用时，阿托品的剂量应减少
B. 重度中毒时应静脉给药
C. 达到阿托品化后，减少阿托品的剂量或停用
D. 应根据病情使用用量
E. 当出现阿托品中毒时应立即间隔给药

（7～10 题共用题干）

患者，男性，66 岁。因进行性吞咽困难伴消瘦 1 个月有余，经纤维胃镜检查诊断为食管癌，收住入院，拟择期在全麻下开胸行食管癌根治术。慢性支气管炎病史 20 年，目前仍然有咳嗽、咳痰症状，痰较多。吸烟史 30 年，每天 20 支左右。患者入院查体：T 37.2℃，HR 88 次/分，R 18 次/分，BP 150/70mmHg。右肺哮鸣音，无其他阳性体征。

7. 关于该患者麻醉前准备，下列叙述正确的是（　）。
A. 术前停止吸烟 3 周有利于支气管黏膜上皮细胞功能的恢复
B. 术前停止吸烟有利于减少碳氧血红蛋白，增加携氧能力，氧离曲线左移
C. 呼吸训练有助于增加肺活量，减少肺部并发症
D. 溴化阿托品和氨茶碱为选择性 β_2 受体激动剂，对控制支气管痉挛有帮助
E. 肾上腺皮质激素无显著改善慢支作用，因此对本患者无作用
F. 术前积极治疗肺部感染是消除术后肺部并发症的重要一环
G. 胸部物理疗法和引流对本患者十分重要
H. 纠正营养不良及电解质平衡可提高机体免疫力，减少术后并发症

8. 患者经过 10 天的积极术前准备，拟在气管插管全身麻醉下行食管癌根治术，常规诱导插管，经过顺利。下列哪些是目前国际公认的判断气管导管在气管内的最好指标（　）。
A. 直视下气管导管通过声门
B. 胸部听诊可闻及通气音
C. 手控呼吸时呼吸囊无明显阻力
D. 血氧饱和度 100%
E. 气管导管内壁有水蒸气
F. 患者无缺氧发绀表现
G. 患者无低血压
H. 规律呼气末 CO_2 波形显示

9. 经过证实，气管导管位置正确，妥善固定导管，患者翻身安置手术体位后发现气道阻力显著增加，脉搏血氧饱和度下降。可能的原因是（　）
A. 导管移位
B. 缺氧性肺血管收缩
C. 支气管痉挛
D. 气道分泌物堵塞管腔
E. 血容量不足
F. 气管导管扭曲

10. 患者经处理后气道阻力下降，脉搏血氧饱和度恢复至 99%，手术经过顺利。为了避免该患者术后肺不张，作为麻醉医师，围术期应采取的预防措施有（　）。
A. 开胸侧始终保持肺膨胀
B. 术中维持足够的肌松
C. 经常吸引气管内分泌物
D. 术中尽可能吸入纯氧

E. 关胸前证实萎陷的肺泡充分膨胀
F. 拔管前气管内预防性注入肺泡表面活性物质
G. 术中定时膨肺吸痰
H. 拔管前加压膨肺至胸引管无气泡排出

(11~16 题共用题干)

患者，男性，61 岁。咳嗽，咯血，伴有体重减轻 2 个月，吸烟史 40 年。30 天前该患胸部 X 线示右肺中叶肺不张，经过抗生素治疗无明显效果。通过相关检查诊断为右肺癌，收住入院，拟择期手术。

11. 诊断该患者右肺癌的辅助检查有哪些（ ）。
A. 纵隔镜检查
B. 支气管镜检查和刷拭活组织检查
C. 家族遗传史
D. 痰细胞学检查
E. 针吸活组织检查
F. 颈部或腋下可扪及的淋巴结活组织检查

12. 该患者术前行肺功能和血气检查，下列选项中，表明术后病死率增加的指标有（ ）。
A. FVC < 50%
B. FEV_1 < FVC 的 50% 或 < 2L
C. $PaCO_2$ > 45mmHg
D. 残气量/总肺容积 > 50%
E. MVV < 预计值 50% 或 < 40L/min
F. PaO_2 < 70mmHg

13. 该患者如期进行手术，麻醉行双腔气管插管，双腔气管插管相对的禁忌证包括（ ）。
A. 气道狭窄
B. 气管肿瘤
C. 肺水肿
D. 肺泡蛋白沉积症
E. 无适合规格双腔管的小体重患者
F. 口咽喉结构严重畸形

14. 该患者术中行单肺通气会出现低氧性肺血管收缩（HPV），能够抑制 HPV 的麻醉药物有（ ）。
A. 地氟烷
B. 七氟烷
C. 硫喷妥钠
D. 芬太尼
E. 氯胺酮
F. 异氟烷

15. 该患者术中行单肺通气时可以提高机体氧合的措施是（ ）。
A. 短暂夹闭非通气侧肺动脉
B. 采用 15cmH_2O PEEP
C. 检查双腔管的位置是否合适
D. 增大健侧肺潮气量，同时实施反比通气
E. 间断双肺通气
F. 吸入 100% 氧气

16. 该患治疗中用到肺隔离技术，肺隔离需要保证通气，防止健肺感染，肺隔离术的绝对指征是（ ）。
A. 湿肺
B. 单侧支气管肺灌洗
C. 胸壁肿瘤切除术
D. 支气管胸膜瘘
E. 大咯血

(17~20 题共用题干)

患者，男性，55 岁。57.6kg，12 年前无明显原因出现劳累后心悸、气短，因近 1 个半月症状明显加重，咳嗽、咳白色泡沫

痰，不能平卧，收住入院。查体：T 37.6℃，R 20 次/分，P 118 次/分，BP 95/60mmHg。颈静脉怒张，听诊两中下肺野可闻及湿啰音，心律不齐，心前区舒张期杂音及剑突下收缩期杂音，肝右肋下4cm，双下肢凹陷性水肿。心电图示：异位心律，心室率 145 次/分，心房颤动；胸部 X 线平片：双肺淤血，肺动脉主干扩张，左房右室增大；超声心动图示：二尖瓣增厚、钙化，交界部粘连，开放明显受限，关闭时少量反流。瓣口面积 $0.8cm^2$，三尖瓣回声偏强，开放正常关闭欠佳。心导管检查示右房压 17mmHg，肺动脉压 63mmHg，肺毛细血管楔压 23mmHg，心排出量 2.2L/min；血气分析 pH 7.25，$PaCO_2$ 35mmHg，PaO_2 78mmHg，BE-7.5mmol/L。

17. 该患者的病理生理改变是（　）。
   A. 左心衰竭
   B. 右心室压力负荷过大
   C. 低氧血症
   D. 脉搏短绌
   E. 左房与左室之间的压力差增大
   F. 室间隔向左心室移位并影响左心室功能
   G. 通气/血流比值增大

18. 关于该患者的病情评估，下列正确的是（　）。
   A. 心功能Ⅲ~Ⅳ级
   B. ASA 分级Ⅳ级
   C. 重度二尖瓣狭窄
   D. 重度肺动脉高压
   E. 右心力衰竭
   F. 代谢性酸中毒
   G. 呼吸性碱中毒

19. 对于该患者，下列哪些麻醉诱导用药是适宜的（　）。
   A. 硫喷妥钠
   B. 泮库溴铵
   C. 依托咪酯
   D. 阿托品
   E. 吗啡
   F. 舒芬太尼
   G. 氯胺酮
   H. 维库溴铵

20. 针对该患者的麻醉处理，下列叙述正确的是（　）。
   A. 由于患者每搏量较小，为了维持相对正常的心排血量，应将心率控制偏快
   B. 避免过度通气以防诱发肺动脉高压危象
   C. 不宜使用导致组胺释放的药物
   D. 不宜使用作用强的扩血管药物
   E. 术中宜放置 Swan-Ganz 漂浮导管，及时了解体循环阻力及肺血管阻力情况
   F. 当出现低血压时，在兼顾容量、强心处理的同时，首选的升压药为去氧肾上腺素

（21~28 题共用题干）

患者，男性，45 岁。身高 1.70m，体重 125kg，诊断为胆总管结石、梗阻性黄疸。患者既往有 9 年高血压、冠心病、糖尿病史，3 年前诊断为睡眠呼吸暂停综合征。拟行胆总管切开取石、T 形管引流术。术前检查：血压 185/110mmHg，心率 68 次/分，ECG 示 ST 段、T 波改变。患者颈短粗，下颌及颈部脂肪赘积，气管触摸不清，椎体及椎间隙触摸不清，预计气管插管或者硬膜外穿刺均会困难。

21. 该患者最恰当的麻醉方法是（　）。
   A. 硬膜外麻醉
   B. 局部麻醉
   C. 气管插管全身麻醉
   D. 蛛网膜下腔麻醉

E. 基础麻醉

22. 在麻醉诱导过程中主要是要预防（　）。
A. 缺氧
B. 误吸
C. 舌后坠
D. 血压波动
E. 呛咳

23. 处理插管困难最有效的准备措施是（　）。
A. 开口器
B. 舌钳
C. 口咽或舌咽通气道
D. 纤维支气管镜
E. 气管切开

24. 术中通气宜采用（　）。
A. 自主呼吸，面罩供氧
B. 较大潮气量人工通气
C. 高频喷射通气
D. 同步辅助通气
E. 呼气末正压通气（PEEP）

25. 若该患者行胆总管切开取石、T 管引流术后，T 管引流液每天均在 2000ml 左右，提示（　）。
A. 胆管下端梗阻
B. 胆管上端梗阻
C. 胆管中部梗阻
D. 胆汁量正常
E. 胆汁量过少

26. 若该患者行胆总管切开取石、T 形管引流术后 12 天，体温正常，无黄疸，每天引流透明黄色胆汁 50ml。患者下床活动时不慎将 T 形管脱出，正确的处理措施是（　）。
A. 做好术前准备
B. 从瘘口插入 T 形管或设置引流管支持
C. 半卧位，胃肠减压
D. 输液，应用抗生素
E. 严密观察脱管后有无腹痛、黄疸、发热等症状，暂不做处理

27. 该患者手术后回病房，应当采取的体位（　）。
A. 蹲位
B. 坐位
C. 俯卧位
D. 半坐位
E. 仰卧位

28. 术后数天，该患者突发心跳呼吸骤停，最可能的原因是出现了（　）。
A. 脑梗死
B. 心肌梗死
C. 肺梗死
D. 弥散性血管内凝血（DIC）
E. 呼吸肌麻痹

（29~31 题共用题干）

患者，女性，55 岁。体重 50.5kg。身高 156cm，ASA 分级为Ⅱ级。因子宫肌瘤（9.2cm × 8.9cm），拟行子宫全切。既往患有二尖瓣狭窄（风湿性），于 5 年前换瓣，一直以来口服华法林，1 片/次，1 次/日，呋塞米 20mg/d。查体：BP 140/80mmHg，T 36.8℃，呼吸平稳，心功能Ⅱ级，双肺呼吸音清晰。ECG：房颤，心室率 94 次/分。胸部 X 线片示肺淤血、左心扩大。血生化无异常。

29. 对该患者尚需完善哪些检查（　）。
A. 经食管心脏超声
B. 24 小时动态心电图
C. 凝血功能

D. 冠状动脉造影
E. 血气分析

30. 根据患者的病情和手术要求，最适合的麻醉是（ ）。
A. 硬膜外麻醉
B. 腰麻
C. 腰麻联合硬膜外麻醉
D. 全身麻醉
E. 连续腰麻

31. 术中由于胃肠胀气严重，需进行胃管放置排气，但患者曾有鼻出血病史多年，平时牙齿容易出血。针对患者的情况，麻醉医师放置胃管时，正确的操作是（ ）。
A. 鼻腔应用去氧肾上腺素收缩血管
B. 如果临时胃肠减压，可经口腔置入，气管拔管前拔除
C. 如放置过程中发生出血，应立刻提升血压
D. 注意鼻腔的解剖结构，应尽可能避开易出血区
E. 放置胃管速度越快越好
F. 胃管放置前冷水浸泡使之变硬
G. 使用足量润滑油

（32~35 题共用题干）

患者，男性，36 岁。体重 82kg。因车祸外伤致双下肢、右上肢骨折。在气管插管静-吸复合全身麻醉下行骨折内固定术。麻醉诱导前 BP 120/75mmHg。手术结束后，患者对气管导管不能耐受，此时患者神志尚不清楚，无意识抬头超过 10 秒，双上肢有力，潮气量 700ml，频率 19 次/分，BP 140/90mmHg，心率 93 次/分，SaO_2 99%，气管导管在患者挣扎情况下拔出。术后 4 天共输液 3500ml（其中胶体液 1000ml），尿量 500ml。拔出气管导管后，患者安静入睡，普通面罩吸氧 8L/min，但 3 分钟后患者的 SaO_2 迅速下降到 82%。麻醉医师立刻开放气道面罩正压通气，发现气道难以打开，无法进行有效气体交换。双肺无呼吸音。

32. 患者无法进行有效气体交换的原因可能是（ ）。
A. 喉痉挛
B. 张力性气胸
C. 喉水肿
D. 舌根后坠，上呼吸道梗阻
E. 肺水肿
F. 支气管痉挛
G. 异物堵塞上呼吸道

33. 经检查发现，患者无法进行有效气体交换的主要原因是舌根后坠引起上呼吸道梗阻。常用的处理方法有（ ）。
A. 放置口咽通气道
B. 普通面罩吸氧
C. 侧卧位
D. 气管插管
E. 放置喉罩
F. 鼻导管吸氧
G. 头后仰托下颌和提颏法

34. 该患者在其他气道开放技术效果不佳的情况下进行气管插管，但气管插管完成后患者的心率从 90 次/分逐渐下降到 52 次/分、34 次/分、23 次/分，SaO_2 也从 92% 下降到 78%、50%，血压不详。此时从静脉快速注入肾上腺素 1.5mg。注药后，患者的心率和血压迅速回升，但气管导管内涌出粉红色泡沫样液体，量较多，初步考虑为急性肺水肿。该患者的急性肺水肿最可能属于（ ）。
A. 复张性肺水肿
B. 药物过量性肺水肿

C. 创伤性肺水肿
D. 液体超负荷性肺水肿
E. 毒素吸入性肺水肿
F. 感染性肺水肿
G. 神经性肺水肿
H. 呼吸道梗阻性肺水肿

35. 患者的血压155/95mmHg，心率95次/分，SaO_2 95%，但气管导管内仍有大量粉红色泡沫样痰涌出。对于该患者的肺水肿，正确的治疗原则是（　）。
A. 氧疗
B. 应用肾上腺素
C. 减轻心脏后负荷
D. 增加心脏前负荷
E. 镇静、镇痛
F. 应用肾上腺皮质激素
G. 支持呼吸功能

（36～40题共用题干）

患者，男性，33岁。因“头面部车祸外伤半小时”急诊入院。患者骑自行车穿越公路时被汽车撞倒，右颞部着地，曾有约5分钟的昏迷，清醒后头痛、恶心。当时查体：P 82次/分，BP 140/80mmHg。一般状况尚可，神经系统检查未见阳性体征。颅脑X线片显示右额颞骨线形骨折，将患者留观在急诊室。在随后的2小时内，患者头痛逐渐加重，伴呕吐，烦躁不安，进而出现意识障碍，收入病房。查体：T 38℃，P 60次/分，R 18次/分，BP 160/100mmHg。浅昏迷，瞳孔：L：R＝3mm：4mm，左侧对光反射存在，右侧对光反射迟钝，左鼻唇沟浅，左侧Babinski征（+）。

36. 临床诊断首先考虑（　）。
A. 脑室梗阻
B. 脑水肿
C. 脑挫伤
D. 脑震荡
E. 急性硬脑膜外血肿

37. 急性硬脑膜外血肿最具特征性的表现是（　）。
A. 中间清醒期
B. 生命体征改变
C. 对侧肢体瘫痪或锥体束征阳性
D. 两侧瞳孔不对称
E. 颅眉骨折线跨过脑膜中动脉沟

38. 住院后应当优先处理或应用的是（　）。
A. 气管内插管术
B. 使用呼吸兴奋剂
C. 脑室引流降颅压
D. 快速静脉滴注甘露醇降颅压
E. 纳洛酮催醒

39. 对该患者的麻醉方式宜选用（　）。
A. 针刺麻醉
B. 快速诱导肌松下插管
C. 非气管内插管静脉麻醉
D. 局部麻醉＋强化
E. 表面麻醉后气管内插管＋局部麻醉

40. 在诱导中，下列肌松药不宜单独使用的是（　）。
A. 琥珀胆碱
B. 阿曲库铵
C. 泮库溴铵
D. 罗库溴铵
E. 维库溴铵

（41～45题共用题干）

患者，男性，71岁。患有慢性支气管炎30余年，因胃癌致幽门梗阻、呕吐、无法进食10天，收入医院。查体：患者呼吸浅速，32次/分。血气：pH 7.38，$PaCO_2$

66.8mmHg，PaO_2 50mmHg。

41. 首先考虑该患者出现（　）。
A. 高二氧化碳血症并代谢性碱中毒
B. 代谢性碱中毒
C. 高二氧化碳血症
D. 代谢性酸中毒
E. 高二氧化碳血症并代谢性酸中毒

42. 代谢性酸中毒的主要原因是（　）。
A. 碱性物质丢失过多
B. 酸性物质过多
C. 缺钾
D. 胃液丧失过多
E. 肾功能不全

43. 应给予该患者的治疗是（　）。
A. 吸氧
B. 抑制呕吐药物
C. 呼吸兴奋药
D. 碳酸氢钠
E. 气管插管，高浓度氧通气

44. 通过上述治疗后，患者动脉血气 pH 7.5，$PaCO_2$ 40.3mmHg，下列治疗正确的是（　）。
A. 维持原治疗，继续观察
B. 给予呼吸兴奋药
C. 给予碳酸氢钠
D. 给予醋酸钠
E. 停止呼吸机

45. 无呼吸系统疾患的成人在使用呼吸机时，气道压力最好为（　）。
A. ≤10cmH_2O
B. ≤20cmH_2O
C. ≤30cmH_2O
D. ≥40cmH_2O
E. ≥50cmH_2O

参考答案

一、单选题

1. E	2. D	3. A	4. C	5. D	6. A	7. E	8. B	9. C	10. D
11. D	12. D	13. C	14. C	15. C	16. B	17. C	18. B	19. D	20. C
21. C	22. A	23. A	24. E	25. D	26. B	27. B	28. E	29. B	30. E
31. C	32. E	33. B	34. C	35. C					

二、多选题

1. ABCE	2. BDE	3. AB	4. ABC	5. ACE
6. BCD	7. ABCDE	8. ABCDE	9. ACE	10. BDE
11. ABDE	12. ABD	13. ADE	14. ABCDE	15. ACD
16. ABCD	17. ACE	18. BCD	19. CDE	20. ABD

三、案例分析题

1. C	2. D	3. B	4. C	5. ACD
6. E	7. ACFGH	8. AH	9. ACDF	10. CEGH
11. ABDEF	12. ABCDE	13. ABEF	14. AEF	15. ACEF
16. ABDE	17. BDEF	18. ABCDEF	19. CFH	20. CDEF
21. C	22. A	23. D	24. B	25. A
26. E	27. D	28. C	29. AC	30. D
31. ABDG	32. ACDFG	33. ACDEG	34. BH	35. ACEFG
36. E	37. A	38. D	39. B	40. A
41. D	42. ADE	43. E	44. A	45. C

高级卫生专业技术资格考试用书
麻醉学模拟试卷（五）

中国协和医科大学出版社

模拟试卷（五）

一、单选题（以下每道考题有 5 个备选答案，请选择 1 个最佳答案）

1. 关于孕妇循环系统的变化，下列叙述错误的是（　）。
   A. 血容量增加
   B. 心排血量增加
   C. 心率增加
   D. 下腔静脉回流量增加
   E. 外周血管阻力降低

2. 婴儿气管长度为（　）。
   A. 1.0~2.5cm
   B. 2.0~3.1cm
   C. 3.0~4.0cm
   D. 4.0~4.3cm
   E. 4.9~5.0cm

3. 下列不是老年心血管系统生理性改变的是（　）。
   A. 对 β 受体激动剂的反应降低
   B. 心脏收缩、舒张功能降低
   C. 窦性心率下降
   D. 心排血量对应激性刺激的反应有显著下降
   E. 收缩期血压降低

4. 醛固酮的主要作用是（　）。
   A. 排氢保钠
   B. 保钠排钾
   C. 保钠保氢
   D. 保钾排钠
   E. 排钠保氢

5. 下列哪个部位控制呼吸的基本节律（　）。
   A. 大脑皮质呼吸神经元
   B. 小脑局部神经元回路
   C. 延髓呼吸神经元
   D. 感受器神经元
   E. 脊髓前角支配呼吸肌的运动神经元

6. 心室肌细胞动作电位平台期形成的离子基础是（　）。
   A. Na^+内流，Cl^-外流
   B. Na^+内流，Cl^-内流
   C. Ca^{2+}内流，K^+外流
   D. H^+内流，K^+外流
   E. H^+外流，K^+外流

7. 关于疏水区作用学说，下列叙述错误的是（　）。
   A. MAC 与脂溶性的相关关系提示作用部位是疏水性的
   B. 脂溶性化合物均可作用于疏水区
   C. 全麻药的脂质作用是非特异性的
   D. 全麻药的效能与其进入脂质膜的能力相关
   E. 吸入全麻药的作用机制是与神经组织脂质发生物理–化学结合，导致神经细胞各组分的正常关系发生改变而产生麻醉，此种脂溶性与麻醉作用强度的相关关系特性即为全麻机制的脂质学说

8. 下列符合硫喷妥钠理化性质的是（　）。
   A. 淡黄色结晶粉末，略带甜味

B. 水溶液性质稳定
C. 水溶液呈中性
D. 不溶于水
E. 不能用乳酸钠林格液作溶媒

9. 下列不属于吗啡对心血管系统影响的是（　）。
A. 引起组胺释放
B. 治疗剂量的吗啡对正常人的心血管系统没有影响
C. 引起外周血管扩张而致血压下降，这在低血容量患者及用药后改为直立位时极易发生
D. 吗啡对心率影响不明显
E. 对心肌收缩力没有直接的抑制作用

10. 阿司匹林较易发生的可致死的严重不良反应是（　）。
A. 过敏性哮喘
B. 严重心血管事件
C. 呼吸抑制
D. 中枢抑制
E. 上消化道出血

11. 肾衰竭患者吸入麻醉药首选（　）。
A. 安氟烷
B. 七氟烷
C. 恩氟烷
D. 地氟烷
E. 氟烷

12. 利多卡因主要通过肝脏中的哪两种酶进行代谢（　）。
A. 微粒体混合功能氧化酶和酰胺酶
B. 胆碱酯酶和酰胺酶
C. 磷酸酯酶和微粒体混合功能氧化酶
D. 磷酸酯酶和酰胺酶
E. 胆碱酯酶和微粒体混合功能氧化酶

13. 咪达唑仑的主要优点是（　）。
A. 易溶于水、消除半衰期短
B. 脂溶性好、口服生物利用度高
C. 起效快、作用强
D. 西咪替丁可以减慢其代谢
E. 静脉注射无明显的局部刺激作用

14. 全肺切除患者清醒后应当采取（　）。
A. 患侧向上侧卧位
B. 患侧向下侧卧位
C. 平卧位
D. 坐位
E. 患侧向上斜侧卧位

15. 心率缓慢并伴有心肌收缩无力的患者麻醉最好选用（　）。
A. 麻黄碱
B. 多巴胺
C. 多巴酚丁胺
D. 去甲肾上腺素
E. 肾上腺素

16. 肝脏手术麻醉应禁用下列哪种吸入麻醉药（　）。
A. 氟烷
B. 恩氟烷
C. 异氟烷
D. 七氟烷
E. 甲氧氟烷

17. 对急性肾小球肾炎活动期最为合适的治疗措施是（　）。
A. 休息和控制感染
B. 低蛋白质饮食
C. 透析疗法
D. 泼尼松
E. 应用氢化可的松

18. 2 型糖尿病多在 35~40 岁人群发病，占糖尿病患者 90% 以上，2 型糖尿病患者的死因主要是（　）。
A. 糖尿病肾病
B. 严重感染
C. 心脑血管病变
D. 酮症酸中毒
E. 非酮症高渗高糖性昏迷

19. 关于呼吸系统疾病患者术前用药的叙述，下列正确的是（　）。
A. 吗啡比哌替啶效果好
B. 伴心动过速时考虑给普萘洛尔
C. 痰量较多时应及早给阿托品
D. 麻醉前用药剂量宜小
E. 麻醉前用药剂量宜大

20. 不影响气道口径的因素是（　）。
A. 肺通气跨壁压
B. 肺实质对气道壁的外向牵拉
C. 气道软骨环的数量
D. 神经系统对气道舒缩的调节
E. 某些体液因素如儿茶酚胺类物质

21. 高浓度吸入可以产生 EEG 癫痫样改变的吸入麻醉药是（　）。
A. 地氟烷
B. 异氟烷
C. 恩氟烷
D. 氧化亚氮
E. 氟烷

22. 理想的静脉全身麻醉药应具备的特征是（　）。
A. 在体内不断再分布
B. 可在体内滞留较长时间不会代谢
C. 为气体
D. 绝大部分从体内以原形排出
E. 对呼吸循环无明显影响

23. 下列有关非去极化肌松药的作用机制，叙述错误的是（　）。
A. 竞争受体上 α 蛋白亚基的乙酰胆碱结合部位
B. 肌松药的作用消失有赖于其进入循环后被消除
C. 竞争受体有明显的剂量依赖性
D. 与受体结合后改变受体结构，离子通道开放
E. 与受体结合是可逆的、动态的，可反复结合

24. 拇指基底部手术神经阻滞应首选（　）。
A. 桡神经阻滞 + 尺神经阻滞
B. 锁骨上路及肌间沟臂丛阻滞
C. 尺神经阻滞
D. 腋路臂丛阻滞
E. 锁骨上入路臂丛神经阻滞 + 尺神经阻滞

25. 下列哪种情况常提示低氧血症（　）。
A. $PaO_2 < 90mmHg$，$SaO_2 < 90\%$
B. $PaO_2 < 60mmHg$，$SaO_2 < 90\%$
C. $PaO_2 < 70mmHg$，$SaO_2 < 95\%$
D. $PaO_2 < 75mmHg$，$SaO_2 < 90\%$
E. $PaO_2 < 60mmHg$，$SaO_2 < 95\%$

26. 关于肺活量的概念，下列叙述正确的是（　）。
A. 在 1 分钟内能呼出的气量
B. 最大呼气后肺内的余气量
C. 能够吸进的气量
D. 在 1 分钟内能呼吸的气量
E. 在最大的吸气后能够排出的气量

27. 心室颤动胸外直流电除颤能量选择（ ）。

A. 30~50ws
B. 50~100ws
C. 100~150ws
D. 150~200ws
E. 200~300ws

28. 下列肌松药物中，哪一种组胺释放作用最弱（ ）。

A. 杜什库铵
B. 筒箭毒碱
C. 维库溴铵
D. 阿曲库铵
E. 阿库氯铵

29. 患儿，男，10 岁。饭后不慎摔跤导致下颌活动障碍，剧烈疼痛入院。查体：血压 85/50mmHg，脉搏 126 次/分，呼吸 22 次/分，神志清楚。X 线显示左下颌开放性骨折，拟急诊手术切开复位，麻醉方法首选（ ）

A. 神经安定镇痛术
B. 局部麻醉
C. 氯胺酮麻醉
D. 针刺麻醉
E. 气管内插管全麻

30. 麻醉期间诊断急性心肌梗死的观察指标是（ ）。

A. 中心静脉压
B. 肺动脉楔压
C. 心电图
D. 血压
E. 心律

31. 下列哪种静脉麻醉药最易引起喉痉挛（ ）。

A. 依托咪酯
B. 丙泊酚
C. 硫喷妥钠
D. 咪达唑仑
E. 氯胺酮

32. 对乙酰氨基酚的每天最大剂量是（ ）。

A. 2g
B. 4g
C. 5g
D. 8g
E. 10g

33. 某患者主诉左颞部皮肤感觉过敏，触摸耳屏部可诱发剧烈疼痛，这种情况应阻滞的神经为（ ）。

A. 左上颌神经
B. 左侧面神经
C. 左下颌神经
D. 左第 3 对颈神经
E. 左第 2 对颈神经

34. 舒芬太尼用于分娩镇痛时常用的浓度为（ ）。

A. 0.2~1.2μg/ml
B. 0.1~0.2μg/ml
C. 0.6~1.6μg/ml
D. 0.2~0.6μg/ml
E. 0.4~1.4μg/ml

35. 关于气管套囊的作用，下列叙述错误的是（ ）。

A. 防止漏气、通气不足
B. 防止胃内容物反流误吸
C. 防止导管刺激气管
D. 防止口、咽、鼻腔手术时血液误吸
E. 防止吸入麻醉气体外逸，维持麻醉平稳

二、多选题（以下每道考题有5个备选答案，每题至少有2个正确答案）

1. 关于静脉全麻药对孕妇及新生儿的影响，下列叙述正确的是（　）。
A. 丙泊酚可以引起产妇低血压
B. 硫喷妥钠静脉注射后不会引起新生儿睡眠，可能是到脑内的硫喷妥钠浓度低
C. 羟丁酸钠可透过胎盘预防胎儿缺氧性脑病，因而适用于妊娠高血压疾病、先兆子痫产妇
D. 硫喷妥钠用于妊娠期的半衰期比非妊娠期长2~3倍
E. 氯胺酮对新生儿无抑制作用

2. 关于小儿用药特点，下列叙述错误的是（　）。
A. 代谢产物经肾排除
B. 血浆酶活性随年龄增长而增加
C. 新生儿按体重给药需较大剂量
D. 氧化药物能力大于水解能力
E. 肝脏为药物主要代谢器官

3. 老年患者药代动力学特点主要有（　）。
A. 血浆蛋白低
B. 体液总量减少
C. 酶活性降低
D. 肾功能减退
E. 肝血流减少

4. 肾上腺皮质分泌的激素不包括（　）。
A. 脱氢表雄酮
B. 促肾上腺皮质激素
C. 皮质醇和皮质酮
D. 去甲肾上腺素
E. 醛固酮

5. 下列影响MAC值的因素包括（　）。
A. 年龄
B. 压力
C. 温度
D. 药物相互作用
E. 吸入麻醉药浓度

6. 下列抑制淋巴细胞转化的药物是（　）。
A. 芬太尼
B. 氯丙嗪
C. 吗啡
D. 硫喷妥钠
E. 地西泮

7. 关于吗啡的禁忌证，下列叙述正确的是（　）。
A. 阻塞性肺气肿、支气管哮喘、肺心病
B. 严重肝肾功能不全
C. 婴儿、孕产妇
D. 颅内高压和颅脑损伤
E. 急性心肌梗死并发急性左心衰竭

8. 可以用于NSAID药物所致胃肠道损伤的防治措施有（　）。
A. 应用H_2受体拮抗剂
B. 选用反应较轻的NSAID药物或包有肠溶衣的片剂
C. 短期使用
D. 高危患者不用或慎用
E. 应用前列腺素E_1、前列腺素E_2

9. 哪些属于辅助呼吸的方法（　）。
A. 连续加压呼吸
B. 间歇加压辅助
C. 连续加压辅助
D. 压力递增呼吸
E. 压力递减呼吸

10. 气管、支气管镜检的并发症包括（　）。
A. 呛咳
B. 喉头水肿
C. 呕吐误吸
D. 纵隔气肿
E. 哮喘

11. 低血钾时，应用下列哪种药物易发生室性心律失常（　）。
A. 异丙肾上腺素
B. 羟丁酸钠
C. 钙剂
D. 碳酸氢钠
E. 肾上腺素

12. 哪项肺功能检查结果提示手术危险性增大（　）。
A. 高碳酸血症
B. 第 1 秒时间肺活量 <80%
C. 通气/血流 <0.8
D. 通气储备 <70%
E. 残气量/肺容量 >50%

13. 下列选项中，哪些会引起支气管痉挛（　）。
A. 丙泊酚
B. 咪达唑仑
C. 阿曲库铵
D. β 受体阻断剂
E. 胃内容物反流误吸

14. 下列哪些药物可以引起或促进神经肌肉接头受体脱敏感（　）。
A. 硫喷妥钠
B. 氟烷
C. 乙酰胆碱
D. 利多卡因
E. 新斯的明

15. 低氧对中枢神经系统的损害特点包括（　）。
A. 低氧时，大脑皮质首先受损，其次影响皮质下及脑干生命中枢
B. 低氧加重时，患者出现烦躁不安、意识模糊，甚至昏迷
C. 脑组织低氧损害的主要改变是脑水肿
D. 低氧时，最早出现神经精神症状
E. 轻度低氧导致注意力不集中，智力减退，定向力障碍

16. 下列属于压力预置通气（PPV）模式的有（　）。
A. 压力支持通气（PSV）
B. 通气压力控制通气（PCV）
C. 呼气末正压（PEEP）
D. 持续气道正压（CPAP）
E. 双水平气道正压通气（BIPAP）

17. 室颤电击时，正确的是（　）。
A. 最好选用交流电除颤
B. 选用非同步模式
C. 细颤时，先给肾上腺素使其转为粗颤
D. 不要做人工心脏按压，尽快除颤
E. 先给阻滞剂，以减慢室颤频率

18. 麻醉医师反复插管不能成功，在患者还能进行面罩通气的情况下应采取的措施有（　）。
A. 唤醒患者
B. 使用纤维支气管镜
C. 继续试插
D. 在面罩或喉罩通气下进行麻醉
E. 在尚能面罩通气时进行气管切开或环甲膜切开建立外科气道

19. 下列具有防治恶心、呕吐作用的药物有（　）。
A. 地塞米松
B. 东莨菪碱
C. 氯丙嗪
D. 恩丹西酮
E. 小剂量氟哌啶

20. 腰椎旁交感神经阻滞可能发生的并发症不包括（　）。
A. 低血压
B. 高血压
C. 呼吸循环障碍
D. 腹膜后出血
E. 下肢运动障碍

三、案例分析题（每个案例至少有3个提问，每个提问有多个备选答案，其中正确答案有1个或几个）

（1~3题共用题干）

小儿，3岁。生长发育正常。

1. 无效腔量与潮气量之比（VD/VT）表示肺泡通气效率，正常值约为（　）。
A. 0.4
B. 0.5
C. 0.7
D. 0.3
E. 0.2

2. 设置机械通气时，潮气量（VT）=8ml/kg，无效气量（VD）是（　）。
A. 2.5ml/kg
B. 3.0ml/kg
C. 3.5ml/kg
D. 4.0ml/kg
E. 5.0ml/kg

3. 与成人相比，小儿的通气特点是（　）。
A. 单位肺泡通气量小
B. 功能余气量大
C. 肺顺应性高
D. 无效腔量/潮气量相同
E. 余气量/肺总容量小

（4~7题共用题干）

患者，男性，40岁。高位截瘫（第6颈椎骨折），对自主神经系统功能有重大影响。

4. 主要发病机制为（　）。
A. 交感和迷走神经系统功能皆抑制
B. 交感神经系统功能抑制
C. 迷走神经系统抑制
D. 交感神经系统功能亢进
E. 交感和迷走神经系统功能皆亢进
F. 迷走神经系统正常
G. 交感神经功能正常，迷走神经系统功能抑制

5. 此时主要的临床表现为（　）。
A. 窦性心动过速
B. 窦性心动过缓
C. 肾素-血管紧张素-醛固酮系统功能增强
D. 低血容量：心率反射消失
E. 吸痰时心率加快
F. 吸痰时心率减慢

6. 当脊髓损伤平面以下部位受到刺激，例如膀胱或肠道充盈扩张时，能够出现自主神经系统反射紊乱现象。此时患者主要的体征是（　）。
A. 体温降低
B. 血压降低

C. 心动过缓
D. 心动过速
E. 血压升高
F. 体温升高

7. 拟对患者截瘫水平以下部位实施手术，应当采取的措施是（　）。
A. 因无痛觉无需麻醉
B. 可行神经阻滞麻醉
C. 麻醉中需要监测体温
D. 需要较完善或较深的麻醉
E. 麻醉中无需体温监测
F. 对儿茶酚胺类药物敏感，须谨慎使用
G. 对儿茶酚胺类药物不敏感，须使用较大剂量

（8~10 题共用题干）

患者因感染性休克需要使用去甲肾上腺素升高血压，已知体内也合成去甲肾上腺素。

8. 关于去甲肾上腺素，下列叙述正确的是（　）。
A. 去甲肾上腺素是交感神经节前神经纤维的神经递质
B. 去甲肾上腺素是交感神经节后神经纤维的神经递质
C. 去甲肾上腺素主要由肾上腺皮质分泌
D. 去甲肾上腺素合成前体是谷氨酸
E. 去甲肾上腺素主要作用于β受体

9. 关于去甲肾上腺素的失活，下列叙述正确的是（　）。
A. 去甲肾上腺素的失活是终止其递质生理效应的唯一机制
B. 可卡因和三环类抗抑郁药能够促进失活
C. 进入血液循环是主要途径
D. 钾离子起关键作用
E. 释放于突触间隙的去甲肾上腺素被交感神经末梢主动摄取

10. 关于去甲肾上腺素应用的适应证，下列叙述正确的是（　）。
A. 周围血管低阻力
B. 严重低血压
C. 重型颅脑外伤昏迷期
D. 低血容量性休克早期
E. 急性呼吸衰竭早期

（11~13 题共用题干）

患者，男性，54 岁。近 5 个月来记忆力减退，逐渐出现痴呆症状，如注意力不易集中、表情淡漠、排尿和排便失禁。1 年前有蛛网膜下腔出血病史。查体：意识清楚，反应迟钝。脑神经正常，眼底无视盘水肿。四肢肌力、肌张力正常，腱反射对称，未引出病理反射。颅脑 CT 显示脑室系统（包括第四脑室）明显扩大。腰椎穿刺脑脊液压力 200mmH_2O。

11. 最可能的诊断为（　）。
A. 脑脓肿
B. 脑梗死
C. 脑积水
D. 脑出血
E. 早老性痴呆症

12. 该患者目前应该做的检查是（　）。
A. SPECT
B. 脑脊液常规生化检查
C. 脑血管造影
D. 腰椎穿刺测压
E. 颅脑 CT、MRI

13. 该患者拟在全身麻醉下行脑室-腹腔分流，不宜使用的药物是（　）。
A. 异氟烷

B. 丙泊酚
C. 氯胺酮
D. 地氟烷
E. 硫喷妥钠

（14~16 题共用题干）

患者，男性，32 岁。体重 71.5kg。因"胸痛、气短 2 小时"来诊。诊断为主动脉弓夹层动脉瘤，拟在全身麻醉体外循环下行主动脉弓全弓置换术。该患者入手术室后突然自觉胸痛、气短加重，继而意识消失，大动脉搏动消失。

14. 下列处理不当的为（ ）。
A. 立即气管内插管
B. 立即连续胸外按压
C. 立即快速输血补液
D. 立即面罩正压通气给氧
E. 立即开胸建立体外循环，手术治疗

15. 该患者手术期间监测有创动脉血压，下列比较恰当的穿刺途径是（ ）。
A. 右上肢动脉
B. 左上肢动脉
C. 右下肢动脉
D. 左下肢动脉
E. 左上肢动脉 + 下肢动脉

16. 该患者体外循环停机后，出血量 6000ml，输入浓缩红细胞 3000ml。查 HCT 0.25，ACT 280s，追加鱼精蛋白 50mg 后，ACT 320s，创面渗血加重。最佳处理方案是（ ）。
A. 输注普通冷冻血浆
B. 输注血小板 + 普通冷冻血浆
C. 追加鱼精蛋白
D. 输注新鲜冷冻血浆
E. 输注血小板 + 新鲜冷冻血浆

（17~22 题共用题干）

患者，男性，67 岁。高血压病 10 年。长期不规则服用降压药，平时常觉胸闷、气短，无咳嗽咳痰。近 1 个月来胸痛反复发作，休息后好转，1 周来发作频繁，来院就诊。查体：T 36.7℃，HR 89 次/分，BP 168/88mmHg，口唇发绀，听诊双肺呼吸音清、对称，心律齐、无杂音。

17. 该患者可能的诊断是（ ）。
A. 高血压性心脏病
B. 胸腺瘤
C. 心肌梗死
D. 胸膜炎
E. 胸主动脉瘤
F. 冠心病
G. 急性肺动脉栓塞

18. 患者入院后经过卧床休息、吸氧、对症治疗后，胸痛发作次数明显减少，发作时症状较入院时轻。下列哪些检查有助于进一步明确诊断（ ）。
A. 心肌酶谱
B. 免疫球蛋白
C. 冠脉造影
D. 磁共振（MRI）
E. 超声心动图
F. 血糖、血脂
G. 血常规 + 血白细胞分类计数
H. 24 小时动态心电图

19. 动态心电图示：①窦性心律，ST-T 缺血性改变；②Ⅱ度房室传导阻滞（活动时出现）；③偶发房性期前收缩；④偶发室性期前收缩。血总胆固醇 6.78mmol/L，三酰甘油 2.7mmol/L，余无殊。根据上述检查结果，该患者应当做下列哪些术前治疗和处理（ ）。
A. 钙通道阻滞剂

B. β 受体阻断剂
C. 抗生素
D. 硝酸酯类
E. 术前足量输液预防脱水
F. 安置临时起搏器
G. 术前足量镇静药，减轻患者的焦虑恐惧心理

20. 患者住院期间突发胸痛不能缓解，HR 104 次/分，BP 95/60mmHg，查 ECG 出现异常高大不对称的 T 波，急查血清心肌酶谱：CK 及 CK-MB 升高，考虑急性心肌梗死。此时，应当对该患者做哪些紧急处理（ ）。
A. 立即做动态心电图
B. 皮下注射吗啡解除疼痛
C. 拍摄胸部 X 线片
D. 吸氧，绝对卧床休息
E. 适量镇静减轻患者焦虑
F. 在起病 3~6 小时内溶栓治疗
G. 防止脑水肿发生
H. 一旦出现室性心律失常，立即应用利多卡因
I. 控制休克

21. 经治疗该患者病情好转并稳定，进一步做冠状动脉造影显示：冠状动脉粥样硬化，前降支近端闭塞 85%，回旋支闭塞 90%，右冠状动脉闭塞 40%；超声心动图示左室舒缩功能减弱，EF 46%。拟在全麻非体外循环下行冠状动脉搭桥术（OPCABG）（乳内动脉到前降支、大隐静脉连接主动脉根部到回旋支）。患者入手术室后麻醉诱导应注意哪些问题（ ）。
A. 硝酸甘油扩张冠状动脉
B. 吸氧
C. 降低室温
D. 控制心率收缩压乘积在 12000 以内
E. 连续监测心电图（ECG）、动脉血压（ABP）、中心静脉压（CVP）、尿量
F. 如偶发房性期前收缩，立即应用异搏定
G. 血压无关紧要，可以不用控制
H. 补足血容量

22. 患者全麻诱导插管经过顺利，经胸骨正中切口进胸，切开心包显露心脏，术者准备行冠脉搭桥术。麻醉医师应当采取哪些措施控制循环，配合手术顺利进行（ ）。
A. 翻动心脏前尽量补足血容量
B. 应用促凝药物
C. 控制心率在 50~75 次/分，降低心肌氧耗且便于手术操作
D. 主动脉根部缝合血管时要提升血压以保证重要脏器血供
E. 术中注意保温，避免血管受冷收缩影响成活再通
F. 缝合前降支时因心脏受压，回心血量减少，应设法使 MAP 维持在 60mmHg 以上，保证重要脏器血供
G. 缝合回旋支时心脏无压迫，不会影响循环，无需特殊处理
H. 缝合主动脉根部时控制收缩压低于 90mmHg，防止主动脉撕脱和夹闭钳滑脱

（23~29 题共用题干）

患者，男性，26 岁。81kg。慢性阑尾炎急性发作 4 天，血压 120/75mmHg，心率 70 次/分，入院后拟行阑尾切除术。

23. 诊断慢性阑尾炎的主要依据是（ ）。
A. 排除阑尾炎以外疾病的可能
B. 曾有典型的急性发作史
C. 慢性右下腹隐痛

D. X线钡剂造影检查阑尾未显影
E. 右下腹轻度压痛

24. 麻醉方式宜首选（　）。
A. 局部麻醉
B. 气管插管全身麻醉
C. 吸入全身麻醉
D. 腰骶丛阻滞
E. 椎管内麻醉
F. 右侧双腔支气管插管全身麻醉
G. 左侧双腔支气管插管全身麻醉

25. 如选用硬膜外麻醉，其穿刺点最恰当的是（　）。
A. $L_{8\sim9}$
B. $L_{9\sim10}$
C. $T_{10\sim11}$
D. $T_{11\sim12}$
E. $T_{2\sim3}$

26. 下列不适合的硬膜外用药是（　）。
A. 0.75%布比卡因（含肾上腺素）
B. 1%利多卡因和0.25%丁卡因混合液（含肾上腺素）
C. 1%利多卡因（含肾上腺素）
D. 1%利多卡因和0.375%布比卡因混合液（含肾上腺素）
E. 2%利多卡因（含肾上腺素）

27. 行椎管内麻醉时应当备好（　）。
A. 地西泮
B. 麻黄碱
C. 甲氧氯普胺
D. 硫喷妥钠
E. 哌替啶
F. 阿托品
G. 东莨菪碱

28. 如无自动血压、心电图、脉搏氧饱和度连续监测，给药13分钟后，患者突然打哈欠、欲睡。首先应想到的原因是（　）。
A. 脑缺氧
B. 呼吸抑制
C. 肾上腺素反应
D. 局麻药中毒
E. 心力衰竭
F. 低血压
G. 疼痛

29. 应采取的正确措施是（　）。
A. 吸氧
B. 加快输液
C. 测试阻滞平面
D. 测量血压
E. 把头垫高
F. 保持患者清醒

（30~36题共用题干）

患者，男性，66岁。胸闷、胸痛间断发作5年，加重3个月，诊断为冠心病（CAD）、三支病变，拟行体外循环（CPB）下冠状动脉旁路移植术（CABG）术。

30. 麻醉前访视应注重了解（　）。
A. 心绞痛发作诱因
B. 血压、心率、心律、心电图
C. 冠状动脉造影结果
D. 近期用药史、左心室射血分数
E. 结婚史
F. 呼吸功能
G. 循环功能

31. 如果患者并存变异型心绞痛，其主要发病原因为（　）。
A. 活动过强
B. 冠状动脉粥样硬化
C. 心内膜下心肌缺血

D. 舒张压过低

E. 冠状动脉痉挛

32. 冠状动脉造影结果显示其左回旋支直径减少 50%。提示其横截面积减少约（ ）。

A. 40%

B. 60%

C. 75%

D. 80%

E. 95%

33. 如果术前用钙通道阻滞剂治疗，其机制是（ ）。

A. 扩张冠状动脉

B. 减慢心率并扩张冠状动脉

C. 减慢心率，使心肌耗氧下降

D. 扩张肺动脉，增加氧饱和度

E. 防止缺血再灌注损伤

34. 该患者的麻醉原则是（ ）。

A. 增加心脏的前负荷

B. 维持心率不大于 75 次/分

C. 维持平均动脉血压不低于 85mmHg

D. 维持心脏的氧供需平衡

E. 增加心脏的前向血流

35. 该患者不用 >2MAC 异氟烷麻醉，主要原因是（ ）。

A. 异氟烷可以引起冠状动脉窃血及心肌缺血

B. 异氟烷对心肌抑制作用很强

C. 异氟烷可以引起冠状动脉痉挛

D. 异氟烷可能具有肝脏毒性

E. 异氟烷吸入可以引起心率减慢

36. 该患者搭桥开放后宜选药物是（ ）。

A. 多巴胺

B. 硝酸甘油

C. 硝普钠

D. 硝苯地平

E. 普萘洛尔

F. 琥珀酰胆碱

G. 氯胺酮

（37~42 题共用题干）

患者，女性，47 岁。因“甲状腺巨大肿物”拟于全身麻醉下行甲状腺肿物切除术。患者无明显不适，主诉可平卧入睡。查体：身高 158cm，体重 73kg。张口度 3.5cm，甲状腺质硬，活动性差。甲状腺功能检查基本正常。甲状腺 B 超：左叶 7.8cm×6.5cm，右叶 8.3cm×6.8cm。颈部 X 线片：气管在 T_2 水平轻度受压。Mallampati 评分为Ⅱ级。

37. 对于该患者麻醉医师可采用的安全、有效的气道管理方法有（ ）。

A. 快速诱导下直接喉镜插管

B. 镇静下纤维支气管镜辅助插管

C. 清醒表面麻醉下气管内插管

D. 使用插管喉罩进行插管

E. 光棒辅助下插管

F. 镇静下口咽通气道面罩吸氧

38. 如果给患者进行麻醉下插管，下列药物中最为适合的有（ ）。

A. 依托咪酯

B. 氯胺酮

C. 司可林

D. 七氟醚

E. 罗库溴铵

F. 阿曲库铵

G. 异丙酚

39. 该患者使用异丙酚-司可林-雷米芬太尼麻醉后，直接喉镜进行显露 Cormack 和 Lehane 分级为 3 级，经过两次尝试插管后均未成功，咽喉部有出血，但面罩通气尚可维持患者血氧饱和度正常。进一步可以采取的较为安全、有效的措施是（　）。

A. 再次尝试插管
B. 呼叫有经验的上级医师
C. 使用探条辅助插管
D. 使用 Glide Scope 插管
E. 使用纤维支气管镜
F. 使用 Bonfils 插管
G. 面罩通气等待患者自主呼吸恢复
H. 使用插管型喉罩

40. 经过上级医师多次尝试插管也未成功，此时患者面罩通气逐渐出现困难，SpO_2下降至92%。为了保证患者安全，可以采取的方法有（　）。

A. 置入鼻咽通气道改善通气
B. 置入口咽通气道改善通气
C. 置入喉罩
D. 双水平加压通气
E. 使用纤维支气管镜插管

41. 经过上述处理，患者氧合没有改善，SpO_2继续下降至78%。此时应采取的紧急措施为（　）。

A. 使用食管气管联合导管
B. 使用纤维支气管镜进行插管
C. 使用可视硬质光导芯插管
D. 经皮穿刺经气管喷射通气
E. 使用插管型喉罩
F. 气管切开

42. 该患者使用硬质可视光导芯插入气管导管后呼吸得到改善，手术顺利进行，2.5 小时后手术结束。该患者此时应采用的处理方法有（　）。

A. 减少患者呛咳，手术后立即拔管
B. 适度镇静，带管回麻醉后监测治疗室（PACU）
C. 在气管导管内置入喷射导管后拔除气管导管
D. 深度镇静呼吸机辅助呼吸，第2天再拔管
E. 充分应用拮抗肌肉松弛药后就可以立即拔管
F. 术毕，拔除气管导管，置入喉罩

（43~45 题共用题干）

患者，女性，67 岁。因“胆石症”在全身麻醉下行胆囊切除、胆总管探查术。术前心电图为完全性传导阻滞，HR 45~50 次/分。麻醉诱导中发生心搏骤停。经过胸外心脏按压和体外除颤等处理后，心脏仍然不能复搏。考虑到患有完全性传导阻滞，决定放置起搏器进行起搏。

43. 选择起搏器时，下列英文字母代表的意义正确的是（　）。

A. V 代表心室
B. A 代表心房
C. D 表示双腔
D. I 表示抑制
E. O 表示无此项功能
F. P 表示简单程控
G. M 表示多功能程控

44. 关于非同步起搏器的特点以及以下字母代表的意义，下列叙述正确的有（　）。

A. 非同步起搏器不管心脏本身的心搏频率，只按照自身所设定的频率发放起搏冲动
B. 非同步起搏器简单、安全，不易发生心律失常
C. VOO：按固定频率心室起搏
D. AOO：按固定频率心房起搏
E. DOO：按固定频率房室起搏

F. VOO：不感知 R 波

G. AOO：不感知 P 波

45. 为了快速心脏复律，该患者应选择的起搏器是（　）。

A. 同步 VVI 起搏器（R 波抑制型起搏器）

B. 同步 AAI 起搏器（P 波抑制型起搏器）

C. 心脏临时起搏器

D. 同步 AAT 起搏器（P 波触发型起搏器）

E. 同步 VOO 起搏器（非同步心室起搏器）

F. 同步 VVT 起搏器（R 波触发型起搏器）

参考答案

一、单选题

1. D	2. D	3. E	4. B	5. C	6. C	7. B	8. E	9. D	10. A
11. D	12. A	13. A	14. B	15. C	16. A	17. A	18. C	19. D	20. C
21. C	22. E	23. D	24. B	25. B	26. E	27. E	28. C	29. E	30. C
31. C	32. B	33. C	34. D	35. C					

二、多选题

1. ABDE	2. ABCE	3. ABCDE	4. BD	5. ABCD
6. BD	7. ABCD	8. ABCDE	9. ABCDE	10. ABCD
11. ABCDE	12. ABCDE	13. CDE	14. ABCDE	15. ABCDE
16. ABE	17. BC	18. ADE	19. ABCDE	20. ABE

三、案例分析题

1. D	2. A	3. D	4. BF	5. BCDF
6. ACE	7. BCDF	8. B	9. E	10. AB
11. C	12. B	13. C	14. B	15. E
16. E	17. AEF	18. ACDEFH	19. ABDG	20. BDEFHI
21. ABDEH	22. ACEH	23. D	24. E	25. D
26. ABDE	27. BF	28. AF	29. ABCD	30. ABCD
31. E	32. C	33. B	34. D	35. A
36. B	37. ABCDE	38. CDG	39. BCDFGH	40. ABCD
41. ACDF	42. BCD	43. ABCDEFG	44. ACDEFG	45. C

高级卫生专业技术资格考试用书
麻醉学模拟试卷（六）

中国协和医科大学出版社

模拟试卷（六）

一、单选题（以下每道考题有5个备选答案，请选择1个最佳答案）

1. 关于孕期水、电解质改变的叙述，下列错误的是（ ）。
   A. 血钾升高
   B. 水钠潴留
   C. 血钙下降
   D. 血镁下降
   E. 磷酸盐、碳酸氢盐轻度下降

2. 应用哪种药物有助于胎儿肺泡上皮覆盖和产生表面活性物质（ ）。
   A. 胰岛素
   B. 肾上腺皮质激素
   C. 缩宫素
   D. 胰高血糖素
   E. 异丙肾上腺素

3. 老年患者神经系统退行性变和动能下降发生在（ ）。
   A. 自主神经
   B. 周围神经
   C. 中枢神经
   D. 中枢神经、自主神经
   E. 中枢神经、周围神经、自主神经

4. 下列哪一项是应激时造成机体血糖升高的原因（ ）。
   A. 胰高血糖素分泌减少
   B. 儿茶酚胺分泌增多
   C. 肾上腺皮质激素分泌下降
   D. 胰岛素分泌升高
   E. 垂体ACTH分泌减少

5. 关于麻醉所致的心脏骤停的叙述，错误的是（ ）。
   A. 小儿组的发生率明显高于成人组
   B. 诱导期的发生率明显高于维持期
   C. 大多数病例在麻醉处理中存在明显的失误
   D. ASA 3 级、4 级病例明显高于 1 级、2 级
   E. 择期手术的发生率明显高于急诊手术

6. 麻醉时哮喘或过敏的患者禁用下列哪一种麻醉药（ ）。
   A. 哌库溴铵
   B. 右旋筒箭毒碱
   C. 琥珀胆碱
   D. 维库溴铵
   E. 潘库溴铵

7. 能产生不良反应的药物剂量为（ ）。
   A. 无效量
   B. 常用量
   C. 极量
   D. 有效量
   E. 中毒量

8. 苯二氮䓬类药物中口服吸收最快的是（ ）。
   A. 地西泮
   B. 氟硝西泮
   C. 氯硝西泮
   D. 咪达唑仑
   E. 硝基西泮

9. 应用吗啡的适应证是（　）。
A. 阻塞性肺气肿、支气管哮喘、肺心病
B. 急性心肌梗死引起的急性疼痛
C. 严重肝功能障碍
D. 颅内高压和颅脑损伤
E. 待产和哺乳期妇女

10. 下列选项中，曲马多的禁忌证和慎用证不包括（　）。
A. 严重高血压病
B. 青年男性阑尾切除术后的切口疼痛
C. 肝肾功能不全
D. 妊娠与哺乳期
E. 酒精、安眠药、镇痛药或精神药物引起的急性中毒

11. 关于恩氟烷对中枢神经系统的影响，下列叙述正确的是（　）。
A. 棘波产生时，在脑电图上可以看到降低对视、听刺激的诱发电位
B. $PaCO_2$低于正常时，该棘波增多
C. 收缩脑血管，降低颅内压
D. 临床及动物实验证明可引起持久的中枢神经系统功能障碍
E. 浅麻醉时有惊厥性棘波

12. 表面麻醉常用药物是（　）。
A. 可卡因
B. 普鲁卡因
C. 利多卡因
D. 丁卡因
E. 罗哌卡因

13. 脑干受损患者最具特征的体征是（　）。
A. 四肢瘫痪
B. 昏迷
C. 饮水反射
D. 交叉性瘫痪
E. 意识障碍

14. 低氧性肺血管收缩指的是（　）。
A. 肺泡低氧引起的肺支气管动脉收缩
B. 肺泡低氧引起的肺小静脉收缩
C. 肺泡低氧引起的肺小动脉收缩
D. 肺泡低氧引起的肺静脉收缩
E. 肺泡低氧引起的肺动脉收缩

15. 不会引起高排血量心力衰竭的选项是（　）。
A. 甲亢
B. 动静脉瘘
C. 维生素 B_1 缺乏
D. 贫血
E. 二尖瓣狭窄

16. 严重肝功能不良患者用糖皮质激素做全身治疗时应选用（　）。
A. 地塞米松
B. 氢化可的松
C. 泼尼松
D. 氟轻松
E. 可的松

17. 肾脏的血液供应主要分布在（　）。
A. 内髓部
B. 外髓部
C. 皮质部
D. 肾盂
E. 肾小管

18. 关于糖尿病酮症酸中毒，下列叙述错误的是（　）。
A. 只有严重酸中毒或循环衰竭时，才需给予碱性溶液
B. 患者有过度换气
C. 患者血糖在 16.7~27.8mmol/L

D. 患者血酮体在300~500mg/L
E. 是常见的糖尿病急性并发症之一

19. 择期手术前应停用的药物是（　）。
A. 氨氯地平
B. 尼群地平
C. 普萘洛尔
D. 美托洛尔
E. 单胺氧化酶抑制剂

20. 躁狂型精神病患者麻醉首选（　）。
A. 氯胺酮静脉麻醉
B. 局部麻醉
C. 椎管内麻醉
D. 基础麻醉
E. 全身麻醉加气管插管

21. 关于吸入麻醉药跨肺泡膜扩散到肺毛细血管内血液的过程，下列叙述正确的是（　）。
A. 心排血量越大，摄取量越少
B. 肺泡通气量增加，摄取量增加
C. 吸入麻醉药的气体分压差越大，摄取越慢
D. 吸入麻醉药的血/气溶解系数越大，摄取越少
E. 肺泡通气量增加，摄取量减少

22. 全身麻醉诱导最常用的方法是（　）。
A. 静脉快速诱导
B. 肌内注射麻醉诱导
C. 保持自主呼吸的诱导
D. 清醒插管后再做静脉快速诱导
E. 吸入麻醉诱导

23. 神经肌肉传递功能监测中，两刺激电极之间的最佳距离是（　）。
A. 1.0cm
B. 2.0cm
C. 3.0cm
D. 4.0cm
E. 4.5cm

24. 眶上神经阻滞进针点在（　）。
A. 额骨眶上嵴内1/4
B. 额骨眶上嵴内1/3
C. 额骨眶上嵴中点
D. 额骨眶上嵴外1/3
E. 额骨眶上嵴切迹

25. 氧疗总是通过下述哪种方式来达到目的（　）。
A. 吸入气加温
B. 提高吸入气中氧分压
C. 吸入气雾化
D. 提高吸入气中氧浓度
E. 吸入气充分湿化

26. 用面罩行CPAP不适用于下述哪种患者（　）。
A. 咽反射减弱者
B. 轻度咳嗽者
C. 血容量正常者
D. 清醒者
E. 空腹者

27. 安置起搏器术中用电灼，叙述错误的是（　）。
A. 准备好异丙肾上腺素
B. 尽量减少电灼次数
C. 监测心电图
D. 使用单极电灼器比使用双单极电凝器更安全
E. 电灼电极应尽可能远离起搏器的脉冲发生器

28. 周围动脉穿刺首选（　）。

A. 肱动脉
B. 腘动脉
C. 股动脉
D. 尺动脉
E. 桡动脉

29. 呼吸衰竭最常见的酸碱平衡紊乱是（　）。

A. 呼吸性碱中毒
B. 呼吸性酸中毒
C. 代谢性碱中毒
D. 代谢性酸中毒
E. 混合性酸碱紊乱

30. 不是围术期急性心肌缺血危险因素的是（　）。

A. 二联律
B. 平静 ECG 持续存在 ST 段改变
C. 并存高血压
D. 偶发室性期前收缩
E. 日常活动可诱发心绞痛

31. 呕吐反应不会出现在下列哪一种麻醉（　）。

A. 氯胺酮麻醉
B. 丙泊酚麻醉
C. 小儿麻醉
D. 产妇麻醉
E. 依托咪酯麻醉

32. 能比较有效地预防阿片类药导致的恶心、呕吐的药物是（　）。

A. 地塞米松
B. 曲马多
C. 多潘立酮
D. 东莨菪碱
E. 毛花苷丙

33. 下列选项中，不会使血中胆碱酯酶水平升高的是（　）。

A. 肥胖
B. 肝功能障碍
C. 酒精中毒
D. 精神紧张/抑郁状态
E. 高热

34. 下列哪一项不是理想的分娩镇痛必须具备的特征（　）。

A. 避免运动神经阻滞，不影响宫缩和产妇运动
B. 必要时可满足手术的要求
C. 对母婴影响小，产妇清醒，可参与生产过程
D. 充分的镇静、催眠和遗忘，使产妇进入深睡眠状态
E. 易于给药，起效快，作用可靠，满足整个产程镇痛的要求

35. 手术后疼痛可以使机体（　）。

A. 淋巴细胞减少
B. 单核细胞活性增加
C. 杀伤性 T 淋巴细胞数量增加
D. 淋巴细胞增多
E. 白细胞计数减少

二、多选题（以下每道考题有 5 个备选答案，每题至少有 2 个正确答案）

1. 关于孕期肺容量变化的叙述，下列正确的是（　）。

A. 功能残气量降低 20%
B. 闭合气量增加
C. 补呼气量增加
D. 肺总量保持不变

E. 补吸气量降低

2. 影响药物通过胎盘的药物特性主要包括（　）。
A. 蛋白结合率
B. 分子量
C. 电离度
D. 脂溶性
E. 药物半衰期

3. 老年人自主神经系统的改变主要包括（　）。
A. 神经纤维传导速度减慢
B. 压力反射较灵敏
C. 神经递质受体的敏感性下降
D. 各种神经反射迟钝
E. 各种躯体自主活动的反应时间缩短

4. 胰岛素的生理作用包括（　）。
A. 促进葡萄糖氧化和酵解
B. 促进脂肪分解，升高血中游离脂肪酸含量
C. 促进蛋白质合成，抑制蛋白质分解
D. 抑制肝糖原的合成和贮存，促进糖原的分解及异生
E. 促进肝糖和脂肪细胞脂肪酸的合成，抑制脂肪的分解

5. 麻醉学主要研究（　）。
A. 重症监护治疗
B. 生命复苏
C. 临床麻醉
D. 创伤机制和诊疗
E. 疼痛机制和诊疗

6. 镇静安定药在临床麻醉中的用途主要包括（　）。
A. 作为局部麻醉或部位麻醉的辅助用药
B. 作为麻醉前用药
C. 作为全麻诱导药和静脉复合麻醉的组成部分
D. 具有良好的肌松作用
E. 可以单独用于短小手术的麻醉

7. 吗啡的不良反应主要有（　）。
A. 显著的呼吸抑制作用
B. 恶心、呕吐
C. 尿潴留、便秘
D. 皮肤瘙痒
E. 血压升高

8. 多种麻醉及麻醉相关性药物与茶碱联合应用也可发生特殊的相互作用，下列叙述错误的是（　）。
A. 茶碱与氟烷联合应用可以使室性心律失常危险性增加
B. 与茶碱同时应用时需减少苯二氮䓬类药物的剂量
C. 氯胺酮可降低茶碱诱发癫痫的阈值
D. 茶碱可能通过抑制磷酸二酯酶活性增强非去极化肌肉松弛药的作用
E. 茶碱可能通过抑制磷酸二酯酶活性增强去极化肌肉松弛药的作用

9. 缺血性脑损伤的防治措施主要包括（　）。
A. 低温降低脑氧代谢率，减轻脑水肿和降低颅内压
B. 应用麻醉药及其他具有脑保护作用的药物
C. 控制颅内压和脑水肿
D. 维持循环稳定和内环境的正常
E. 通过人工高血压适当提高脑血流灌注压以改善脑血流

10. 下列属于 Horner 综合征的征象是（　）。
A. 眼睑下垂

B. 瞳孔散大
C. 出汗增加
D. 眼结膜充血
E. 颜面微红及不出汗

11. 下列关于二尖瓣关闭不全的病理生理特点与麻醉处理原则，叙述错误的是（ ）。
A. 麻醉处理应防止高血压
B. 大多伴有房颤
C. 很少增加肺循环阻力
D. 可以通过增加心肌收缩力和降低心率进行代偿
E. 左室容量超负荷

12. 术中需要输注葡萄糖溶液的是（ ）。
A. 术前禁食的婴幼儿
B. 术前以葡萄糖为主的静脉高营养者
C. 手术时间超过4小时者
D. 术前应用β受体阻断剂者
E. 术前低糖饮食者

13. 低压大容量气管导管套囊的特点主要有（ ）。
A. 注气后成圆柱状
B. 容易造成局部气管黏膜缺血坏死
C. 与气管接触面大
D. 套囊内气压需在25mmHg以上
E. 注气后成梭形球状

14. 下列选项中，气体筒的压力表所示的压力值并不能代表筒内气体真正含量的是（ ）。
A. 二氧化碳
B. 氧气
C. 氧化亚氮
D. 环丙烷
E. 空气

15. 急性下呼吸道梗阻禁用的药物不包括下列哪项（ ）。
A. 异丙肾上腺素
B. 阿托品
C. 氢化可的松
D. β受体阻断剂
E. 琥珀酰胆碱

16. 常用的通气模式包括（ ）。
A. 呼气末正压通气
B. 辅助/控制通气
C. 间歇指令通气
D. 压力支持通气
E. 控制通气

17. 放置临时起搏器的指征包括（ ）。
A. 有症状的房室传导阻滞
B. 双瓣置换术后
C. 冠心病行经皮冠状动脉成形术（PTCA）
D. 瓣膜患者行球囊扩张
E. 慢性心脏传导系统功能障碍者手术治疗

18. 对于以疼痛主诉的问诊应包括（ ）。
A. 疼痛的诱因和缓解因素
B. 疼痛的程度和疼痛发作的时间特点
C. 疼痛的影响因素
D. 疼痛的伴随症状
E. 疼痛的部位和性质

19. 美国食品与药品监督管理局（FDA）确认的NSAID分类主要有（ ）。
A. 非水杨酸盐类
B. 非乙酰水杨酸盐类
C. 乙酰水杨酸盐类
D. 辅助性镇痛药
E. 非阿片类中枢性镇痛药

20. 患者，男性，51 岁。慢性支气管炎病史 10 年，近日有腹痛、呕吐、腹胀、便秘和肛门停止排气等症状，诊断为肠梗阻，拟在全身麻醉下行剖腹探查术，麻醉诱导宜采用的药物是（　）。
A. 丙泊酚
B. 咪哒唑仑
C. 羟丁酸钠
D. 依托咪酯
E. 硫喷妥钠

三、案例分析题（每个案例至少有 3 个提问，每个提问有多个备选答案，其中正确答案有 1 个或几个）

（1~4 题共用题干）

与成年人比较，小儿生理和解剖有其特点，对麻醉药物的药效和代谢反应也与成人有很大程度的不同。

1. 关于小儿循环系统的特点，下列叙述正确的是（　）。
A. 心脏对后负荷增加耐受性好
B. 心肌收缩性差
C. 心排血量依赖心率变化
D. 心室顺应性高
E. 心每搏量少
F. 心室顺应性低

2. 对于使用肌松药，小儿需要注意的有（　）。
A. 对去极化肌松药不敏感
B. 琥珀酰胆碱用量相对较大
C. 琥珀酰胆碱用量相对较小
D. 对非去极化肌松药敏感
E. 对非去极化肌松药不敏感

3. 关于小儿出生后神经系统快速发育的叙述正确的是（　）。
A. 脑重量到 1 岁时增加 3 倍
B. 脊髓末端出生时在 L_3，1 岁时上升至 L_1
C. 副交感神经系统出生时已经发育完全
D. 交感神经系统发育差
E. 受刺激时副交感神经兴奋性高
F. 低氧或 CO_2 蓄积兴奋呼吸中枢

4. 关于小儿使用氟化类吸入麻醉药，下列叙述正确的是（　）。
A. 会发生恶性高热
B. 年龄越小越敏感
C. 与成人反应相似
D. 不会发生恶性高热
E. 年龄越小越不敏感
F. 七氟烷更适于吸入诱导

（5~8 题共用题干）

患者，男性，56 岁。患重症肌无力（MG），病变累及眼外直肌，有眼睑下垂和复视症状。平时每日服用吡斯的明 660mg 和泼尼松 20mg，分次口服。术前检查肺活量实测值/预计值为 50%，FEV_1/FVC 80%，最大通气量（MVV）实测值/预计值为 45%。拟在全身麻醉下行经颈部胸腺切除术。

5. 重症肌无力患者应用肌松药需要注意的是（　）。
A. 患者对去极化肌松药极为敏感，应考虑使用非去极化肌松药
B. 患者对非去极化肌松药初期呈抵抗性，随后是双相阻滞
C. 患者对去极化和非去极化肌松药的反应是一致的
D. 术毕应常规使用抗胆碱酯酶药对抗
E. 麻醉选择以尽可能不影响神经肌肉传

导和呼吸功能为原则

F. 重症肌无力患者肌松药的起效时间明显延长，故应在麻醉诱导前先预用 1/10 诱导剂量的肌松药

6. 由于长期服用该两种药物，麻醉管理中需考虑药物引起的相关问题包括（　）。

A. 对非去极化肌松药不敏感

B. 引起骨质疏松

C. 引起肾上腺皮质功能亢进

D. 易出汗，上呼吸道分泌物增多

E. 引起消化道溃疡或出血

F. 引起关节疼痛

G. 引起低钾血症

7. 患者出现呼吸困难最可能的原因是（　）。

A. 肌松拮抗不完全

B. 肌无力危象

C. 泼尼松的协同作用

D. 胆碱能危象

E. 琥珀胆碱残留作用

8. 出现呼吸困难后进一步的正确处理是（　）。

A. 新斯的明 0.5~1mg + 阿托品 0.5mg 静脉注射

B. 立即气管插管人工通气，辅助或控制呼吸

C. 保持呼吸道通畅及吸氧

D. 阿托品 0.5~1mg 静脉注射

E. 呋塞米 20mg 静脉注射

F. 静脉注射吗啡 2mg 镇静

（9~11 题共用题干）

患者，男性，31 岁。因"脑外伤昏迷 1 小时"来诊。查体：BP 180/100mmHg，P 60 次/分，R 24 次/分；GCS 6 分；瞳孔：L:R = 4mm:1mm，左侧对光反射消失，右侧肢体瘫痪。

9. 对该患者诊断最有价值的检查是（　）。

A. 颅脑 X 线片

B. 脑血管造影

C. 脑超声多普勒

D. 颅脑 CT 检查

E. 腰穿

10. 颅脑 CT 示：左额颞底面广泛脑挫裂伤，颞叶脑内血肿量 70ml，同侧脑室受压，中线向右移位 16mm。对该患者最适宜采取的治疗措施是（　）。

A. 对照颅脑 CT 观察

B. 大量应用激素

C. 腰椎穿刺放液

D. 急诊开颅手术

E. 绝对卧床休息

11. 对该患者麻醉处理不正确的是（　）。

A. 适当补充肾上腺皮质激素

B. 保持呼吸道通畅

C. 有脑水肿时用脱水剂

D. 行浅麻醉下气管内插管

E. 注意水、电解质平衡与酸碱平衡

（12~19 题共用题干）

患者，男性，66 岁。患者有吸烟史 40 年，平均每天 20 支，近 10 年来每年冬季均有咳嗽、咳痰，清晨尤重。因右中叶肺癌，每日咯血 30~40ml，准备行肺癌根治术。

12. 该患者极可能患有（　）。

A. Ⅱ型呼吸衰竭

B. 肺源性心脏病

C. 慢性支气管炎

D. 肺不张

E. 肺炎

13. 对于术前检查，麻醉医师最为关心的是

(　)。

A. 痰培养

B. 心电图

C. 肺通气功能

D. 胸部 CT 检查

E. 胸部 X 线片

14. 麻醉医师欲在病床旁了解该患者的肺通气功能，应该选择下列哪些检查（　）。

A. 量胸廓周径

B. 吹火柴试验

C. 末梢循环情况

D. 床边 X 线检查

E. 肺部听诊

15. 该患者最佳的麻醉方式是（　）。

A. 气管内插管全身麻醉

B. 静脉麻醉

C. 连续硬膜外麻醉

D. 左侧双腔支气管插管全身麻醉

E. 右侧双腔支气管插管全身麻醉

16. 在术前用药中，下列哪种药物最好不要使用（　）。

A. 地西泮

B. 东莨菪碱

C. 阿托品

D. 咪达唑仑

E. 吗啡

17. 该患者术前肺功能测定结果为最大通气量为预计值的 50%，1 秒肺活量为预计值的 53%。试问患者手术切除最大允许范围为（　）。

A. 肺段切除

B. 肺叶切除

C. 患侧全肺切除

D. 肺节切除

E. 肺楔形切除

18. 通气不足引起酸中毒的因素有（　）。

A. 肺血管扩张

B. 机械故障

C. 呼吸系统解剖异常

D. 呼吸动力减弱

E. CO_2 排出不畅

19. 如果手术中出现肺水肿，下列治疗肺水肿的方法包括（　）。

A. PEEP 或 CPAP

B. 高浓度吸氧

C. 维持可耐受的液体负平衡

D. 头低位

E. 可使用利尿药、扩血管药、正性肌力药

(20~24 题共用题干)

患者，女性，59 岁。因“反复高热 2 个月”来诊，诊断为膈下脓肿，入院。禁食近 1 个月，全身明显消耗，拟行急诊剖腹探查。

20. 术前应特别注意检查（　）。

A. 肝功能

B. 血电解质

C. 血白细胞计数

D. 血小板计数

E. 血红蛋白含量

21. 适宜的麻醉方法是（　）。

A. 气管内插管全身麻醉

B. 吸入麻醉

C. 硬膜外麻醉

D. 局部麻醉

E. 静吸复合全身麻醉

22. 患者采用气管内插管全身麻醉，诱导及

维持过程中血压、心率稳定。皮肤消毒时突然出现心室颤动，经静脉注射肾上腺素 1mg 及心脏按压 2 分钟后复苏。为了查明原因，需要做的检查是（　）。

A. 动脉血气分析
B. 心肌酶谱
C. 血钾
D. ECG
E. 心脏 B 超
F. 冠状动脉造影

23. 20 分钟后患者清醒，血 K^+ 为 1.8mmol/L。目前必要的处置是（　）。

A. 取消手术
B. 积极补钾
C. 继续手术
D. 循环支持
E. 呼吸支持
F. 急救，同时完成手术

24. 该患者的麻醉诱导或肌松药宜选用（　）。

A. 咪达唑仑
B. 阿芬太尼
C. 琥珀胆碱
D. 依托咪酯
E. 羟丁酸钠

(25~30 题共用题干)

患者，男性，70 岁。74kg。有高血压病史 12 年，间断服用降压药，术前 BP 165/95mmHg，心电图示心肌缺血，左室高电压，其余检查未见异常。拟在腰-硬联合麻醉下行经尿道前列腺电切术（TURP）。

25. 术中需要阻滞相应神经支配的器官主要包括（　）。

A. 小肠
B. 直肠
C. 膀胱
D. 乙状结肠
E. 前列腺
F. 阴茎
G. 肛门括约肌
H. 尿道

26. 根据 TURP 相关器官的神经分布，麻醉平面（头端）应控制在哪即已足够（　）。

A. T_6
B. T_8
C. T_{10}
D. T_{12}
E. L_1
F. S_1

27. TURP 术中常用的冲洗液包括（　）。

A. 注射用蒸馏水
B. 葡萄糖液
C. 山梨醇
D. 生理盐水
E. 甘露醇
F. 氨基己酸
G. 去甲肾上腺素稀释液

28. 此时患者发生的病理生理改变可能是（　）。

A. 高渗性昏迷
B. 代谢性碱中毒
C. 视盘水肿
D. 低钠血症
E. 血管内容量增加
F. 氧合指数降低
G. 血浆低渗透压
H. 组织间质水肿

29. 下列处理措施中正确的是（　）。

A. 立即气管插管
B. 立即静脉注射呋塞米利尿

C. 立即静脉注射多沙普仑催醒
D. 立即静脉注射毛花苷丙强心
E. 立即面罩高浓度吸氧
F. 立即应用地塞米松
G. 立即置患者于头低位
H. 立即停止冲洗液冲洗

30. 预防该并发症的措施主要有（　）。
A. 术中患者取头低位
B. 将手术时间尽量控制在 150 分钟以内
C. 避免采用椎管内神经阻滞麻醉
D. 冲洗液水袋相对于手术野高度 <70cm
E. 术中常规使用高渗液盐水
F. 术中常规使用甘露醇及时脱水

（31~33 题共用题干）

患者，男性，64 岁。高血压病史 8 年，平时服用卡托普利、美托洛尔控制血压，欲行腹腔镜胆囊手术。查体：BP 125/76mmHg，HR 65 次/分，T 36.8℃，R 16 次/分，无其他阳性体征。

31. 该患者的术前准备包括（　）。
A. 继续服用原有抗高血压药至术前晚
B. 继续服用原有抗高血压药至手术日晨
C. 术前加用镇静药物
D. 停用美托洛尔，服用卡托普利至手术日晨
E. 停用所有原有抗高血压药，改服硝苯地平控制血压至手术日晨
F. 停用卡托普利，服用美托洛尔至手术日晨

32. 手术开始后，患者血压升至 180/110mmHg，心率升至 105 次/分。此时需采取的措施是（　）。
A. 检查麻醉深度是否足够
B. 进一步加深麻醉
C. 静脉注射艾司洛尔
D. 如果是手术操作引起的，提醒手术操作者暂停操作，等血压下降后再操作
E. 如麻醉已足够深，适量加用降压药
F. 暂停手术，检查是否有其他疾病引起血压波动
G. 如麻醉太浅，加深麻醉

33. 该患者手术结束后，需注意的事项是（　）。
A. 控制血压在正常范围内
B. 做好术后镇痛
C. 鼓励患者多咳嗽、咳痰，防止肺部感染
D. 如血压偏高，但患者无不适主诉，可以不作处理
E. 鼓励患者多运动
F. 防止术后恶心、呕吐

（34~36 题共用题干）

患者，男性，32 岁。6 天前受凉后出现发热，体温 38.9℃，2 天前咳少量黄黏痰，体温达 40.7℃，伴有呼吸困难，来院急诊。查体：急性热病容，神清，听诊双肺呼吸音清，未闻及明显干湿性啰音。心率 123 次/分，律齐，未闻及病理性杂音。腹部（-）。查血常规：WBC 15×10^9/L，N 96.2%，L 2.1%，Hb 159g/L，PLT 56×10^9/L。胸部 X 线片示双肺多发性大片状阴影。腹部 B 超未见明显异常。

34. 该患者初步诊断为（　）。
A. 肺炎
B. 肺肿瘤
C. 急性肺栓塞
D. 淋巴瘤
E. 肺结核

35. 入院时动脉血气分析正常，肝肾功能电

解质指标正常。给予头孢呋辛经验性治疗，监测血象、痰标本及床旁胸部 X 线片。入院第 2 天夜间出现呼吸困难加重，高流量面罩吸氧（8L/min）下血氧饱和度持续下降至 70% 左右，复查胸部 X 线片示双肺多发性浸润影较前增大。此时应当采取的措施是（　）。

A. 继续面罩吸氧并加大氧气流量

B. 动脉血气分析

C. 抗结核治疗

D. 应用呼吸兴奋剂

E. 毛花苷丙静脉注射

F. 静脉注射吗啡抑制咳嗽

G. 静脉注射咪达唑仑缓解呼吸困难

H. 气管插管控制呼吸

36. 动脉血气示：pH 7.225，PaO_2 56mmHg，$PaCO_2$ 28mmHg，HCO_3^- 17mmol/L，BE -5.4mmol/L。立即予以气管插管，呼吸机辅助呼吸，血氧饱和度上升至 95%。痰培养：金黄色葡萄球菌及白色念珠菌。对该患者的治疗应当调整为（　）。

A. 加用氟康唑

B. 加用万古霉素

C. 加用阿昔洛韦

D. 加用阿奇霉素

E. 加用头孢哌酮/舒巴坦

F. 加用亚胺培南

G. 停用头孢呋辛

（37～39 题共用题干）

患者，男性，46 岁。因“车祸外伤致骨盆及双侧股骨骨折”行急诊手术。术中发现肝破裂、胰破裂、肠系膜多处撕裂、腹膜后血肿。术后送至 ICU，给予输血、输液及升温等治疗。患者血压偏低、心动过速及尿量少，输血、输液后无法改善血压低和尿量少的情况，且气道压力增高。

37. 该患者应检查（　）。

A. 血常规

B. 尿常规

C. 胸部 X 线片

D. 凝血功能

E. 心脏彩超

F. 动脉血气分析

38. 经过快速输血、补液治疗，2 小时后患者通气压力继续增加，FiO_2 80%，PEEP 12cmH_2O，指脉氧饱和度 89%。胸部 X 线片示肺水肿。多巴胺 10～15μg/(kg·min)，血压 100/60mmHg，逐渐增加多巴胺剂量才能维持血压。腹部严重膨隆，且腹壁张力高。2 小时尿量 70ml。血常规示：Hb 109g/L；动脉血气分析示：pH 7.25，$PaCO_2$ 46mmHg，PaO_2 61mmHg，SaO_2 90%，BE -7.8mmol/L。该患者最宜采用的诊疗措施是（　）。

A. 继续输血

B. 放置肺动脉导管

C. 增加 PEEP

D. 测量膀胱压力

E. 静脉应用小剂量多巴胺

F. 动脉造影

39. 膀胱压 39cmH_2O，关于膀胱压力与处理措施，下列叙述错误的是（　）。

A. CRRT 脱水治疗

B. 腹腔压力 >40cmH_2O 为 ACSⅣ级

C. 对该患者需继续加大补液量纠正休克，并输入新鲜血浆提高血浆渗透压，减轻组织水肿

D. Ⅳ级以下 ACS 不需减压处理

E. 膀胱压持续大于 20cmH_2O 并有全身多个脏器病变及功能不全或衰竭时，即可诊断腹腔间隔室综合征（ACS）

F. 开腹减压，减轻持续高腹压对心、

肝、肺、脑、肾的影响

(40~42 题共用题干)

患者，男性，44 岁。因“右上腹痛 4 天，加剧 4 小时”急诊入院。4 天前，患者暴饮暴食后出现中上腹部绞痛，1 小时后呈持续性，并向腰背部放射，有束带感，伴有腹胀。外院检查血淀粉酶 7230U/L，腹部 B 超示：胆囊炎、胰腺炎。经禁食、胃肠减压、补液后，腹痛好转。4 小时前，患者自觉右上腹剧痛，伴有腹胀、发热。腹部 CT 示：腹水，胰腺肿大，局灶坏死。为了对患者进一步诊治，急诊入院。既往有中上腹隐痛史数月，自认为“胃病”未做特殊处理。查体：精神萎靡，烦躁，急性面容，皮肤巩膜无黄染，浅表淋巴结无肿大。T 38℃，HR 120 次/分，律齐，BP 96/70mmHg，R 35 次/分，两肺呼吸音粗，腹稍膨隆，右下腹、右侧腰部有淤斑，上腹部伴有明显压痛、反跳痛及肌紧张。肝、脾肋下未及，墨菲征（-），移动性浊音（+），肠鸣音未及。四肢湿冷。

40. 该患者鼻导管吸氧 8L/分时，动脉血气：pH 7.42，PaO_2 40mmHg，$PaCO_2$ 25mmHg，HCO_3^- 16mmol/L。该患者疑似并发了（　）。
   A. 胆囊炎
   B. 急性呼吸窘迫综合征（ARDS）
   C. 休克
   D. 代谢性酸中毒合并呼吸性碱中毒
   E. 重症急性胰腺炎
   F. 全身炎症反应综合征（SIRS）

41. 目前关于 ARDS 的诊断标准有（　）。
   A. 呼吸窘迫急性发作
   B. 无心源性肺水肿（肺动脉楔压≤18mmHg或无左心房高压）的临床表现
   C. 低氧血症：$PaO_2/FiO_2 \leq 200$mmHg
   D. 胸部 X 线片：双肺弥漫性渗出
   E. 未使用呼气末正压通气（PEEP）
   F. 既往无肺疾病病史

42. 目前常用的改善氧合的机械通气方法主要有（　）。
   A. 俯卧位通气
   B. 反比通气
   C. 使用呼气末正压通气
   D. 提高吸入氧浓度
   E. 加大潮气量
   F. 加强吸痰

(43~45 题共用题干)

患者，女性，47 岁。因“右上腹部剧烈疼痛 4 小时”急诊入院。4 小时前，患者饭后突然出现右上腹部阵发性剧烈绞痛，放射到右肩胛部，伴有恶心呕吐、大汗淋漓。查体：右上腹有压痛、反跳痛，Murphy 征（+）。实验室检查和影像学检查结果尚未获得。

43. 应用阿片类药物缓解疼痛后，应重点观察是否出现（　）。
   A. 神志改变
   B. 恶心呕吐
   C. 呼吸抑制
   D. 便秘
   E. 循环抑制
   F. 皮肤瘙痒

44. 该患者术后镇痛可以采用（　）。该患者确诊为急性梗阻性胆管炎伴胆囊结石、胆汁淤积性肝硬化，血小板计数 45×10^9/L，PT 20 秒。
   A. 间断注射地西泮
   B. 静脉自控镇痛
   C. 间断注射哌替啶

D. 间断注射曲马多
E. 持续泵注异丙酚
F. 硬膜外自控镇痛

45. 导致这种情况的原因主要有（　）。患者采用芬太尼 PCIA 术后镇痛，模式为持续静脉注射 + 患者自控给药，术后 10 小时患者逐渐入睡，呼吸频率 7 次/分，舌后坠明显，难以唤醒。
A. 休克
B. 心律失常
C. 呼吸抑制
D. 脑梗死
E. 急性心肌梗死
F. 过度镇静
G. 低血压

参考答案

一、单选题

1. A	2. B	3. E	4. B	5. E	6. B	7. D	8. D	9. B	10. B
11. B	12. D	13. D	14. C	15. E	16. B	17. C	18. D	19. E	20. E
21. E	22. A	23. B	24. E	25. B	26. A	27. D	28. E	29. E	30. D
31. B	32. A	33. B	34. D	35. A					

二、多选题

1. AD	2. ABCD	3. ACD	4. ACE	5. ABCE
6. ABC	7. ABCD	8. BDE	9. ABCDE	10. ADE
11. CD	12. ABCDE	13. AC	14. ACD	15. ABCE
16. ABCDE	17. ABCDE	18. ABCDE	19. ABC	20. ABCD

三、案例分析题

1. BCEF	2. ABD	3. BCDE	4. AEF	5. E
6. BDEG	7. D	8. BCD	9. D	10. D
11. D	12. C	13. C	14. B	15. D
16. E	17. B	18. BCDE	19. ABCE	20. B
21. AE	22. AC	23. ABDE	24. ABCD	25. CEFH
26. C	27. BCDEF	28. CDEFGH	29. BEFH	30. BD
31. CF	32. AEG	33. ABCF	34. A	35. BH
36. ABG	37. ACDF	38. D	39. BCD	40. ABCDEF
41. ABCD	42. ABCD	43. CE	44. BCD	45. CF